BestMasters

Mit **„BestMasters“** zeichnet Springer die besten Masterarbeiten aus, die an renommierten Hochschulen in Deutschland, Österreich und der Schweiz entstanden sind. Die mit Höchstnote ausgezeichneten Arbeiten wurden durch Gutachter zur Veröffentlichung empfohlen und behandeln aktuelle Themen aus unterschiedlichen Fachgebieten der Naturwissenschaften, Psychologie, Sozialwissenschaften, Technik und Wirtschaftswissenschaften. Die Reihe wendet sich an Praktiker und Wissenschaftler gleichermaßen und soll insbesondere auch Nachwuchswissenschaftlern Orientierung geben.

Springer awards **“BestMasters”** to the best master’s theses which have been completed at renowned Universities in Germany, Austria, and Switzerland. The studies received highest marks and were recommended for publication by supervisors. They address current issues from various fields of research in natural sciences, psychology, social sciences, technology, and economics. The series addresses practitioners as well as scientists and, in particular, offers guidance for early stage researchers.

Simon Uphoff

Die kompetenz- und fallorientierte ATA-Abschlussprüfung

Vom theoretischen Rahmen bis zur konkreten Klausur

Springer

Simon Uphoff
Berufspädagogik Pflege
Hochschule Bielefeld
Bielefeld, Deutschland

ISSN 2625-3577 ISSN 2625-3615 (electronic)
BestMasters
ISBN 978-3-658-50432-8 ISBN 978-3-658-50433-5 (eBook)
https://doi.org/10.1007/978-3-658-50433-5

Die Deutsche Nationalbibliothek verzeichnet diese Publikation in der Deutschen Nationalbibliografie; detaillierte bibliografische Daten sind im Internet über https://portal.dnb.de abrufbar.

Planung/Lektorat: Renate Scheddin
Springer ist ein Imprint der eingetragenen Gesellschaft Springer Fachmedien Wiesbaden GmbH und ist ein Teil von Springer Nature.
Die Anschrift der Gesellschaft ist: Abraham-Lincoln-Str. 46, 65189 Wiesbaden, Germany

Danke an meine Ehefrau Carina, die mich immer unterstützt und an mich glaubt.

Danke an Stefan Wellensiek, der mich ausgebildet hat und mir bei dieser Arbeit geholfen hat.

Geleitwort

Die vorliegende Schrift „Die kompetenz- und fallorientierte ATA-Abschlussprüfung – vom theoretischen Rahmen bis zur konkreten Klausur“ von Simon Uphoff bildet einen wichtigen Meilenstein in der Entwicklung der beruflichen Ausbildung der Anästhesietechnischen Assistenz (ATA). In einer Zeit wachsender Anforderungen an die Gesundheitsfachberufe und ihrer Prüfungsformate stellt diese Arbeit eine fundierte und innovative Antwort auf eine bisher wenig erforschte und praxisrelevante Fragestellung dar.

Die Bedeutung der Arbeit liegt darin, dass sie sich erstmals umfassend und systematisch mit der Gestaltung schriftlicher Abschlussprüfungen in der neu etablierten ATA-Ausbildung auseinandersetzt. Die gesetzlich vorgeschriebenen Anforderungen an diese Prüfungen sind komplex und fordern eine Verbindung von Kompetenzorientierung und Fallorientierung unter Berücksichtigung eines klaren rechtlichen und didaktischen Rahmens. Diese Herausforderung wurde durch einen klare Literaturrecherche, breiter theoretischer Fundierung und praktischer Anwendung aufgenommen und mit der Entwicklung einer innovativen Prüfungsmatrix sowie einer exemplarischen Musterklausur vorbildlich beantwortet. Die Arbeit füllt damit eine bestehende Lücke in der Ausbildung und gibt Lehrenden wertvolle Orientierung und Instrumente an die Hand.

Innovativ ist insbesondere der selbst entwickelte methodische Ansatz, der Kompetenzen, Prüfungsinhalte und berufstypische Fallsituationen in einer umfassenden Matrix miteinander verknüpft. Diese Matrix bietet eine praxisnahe und wissenschaftlich fundierte Grundlage, die über die ATA-Ausbildung hinaus für Prüfungsentwicklungen in anderen Gesundheitsfachberufen, z. B. der Operationstechnischen Assistenz von Bedeutung sein kann.

Mit der Veröffentlichung in der Springer Best of Master Serie wird diese Arbeit nicht nur der fachlichen Community zugänglich gemacht, sondern leistet auch einen wertvollen Beitrag zur Weiterentwicklung der Gesundheitsfachberufe. Sie bietet allen Lehrenden, Prüfern und Ausbildungsverantwortlichen wichtige Impulse und praktische Hilfestellungen, um die Herausforderungen moderner, kompetenzorientierter Prüfungsgestaltung erfolgreich zu meistern.

Bielefeld
im September 2025

Stefan Wellensiek

Interessenkonflikt Der/die Autor*in hat keine für den Inhalt dieses Manuskripts relevanten Interessenkonflikte.

Inhaltsverzeichnis

Über den Autor

Simon Uphoff ist Jahrgang 1990. Er erlernt 2009 den Beruf des Gesundheits- und Krankenpflegers an der Zentralschule für Gesundheitsberufe in Münster- Hiltrup. Nach seiner staatlichen Abschlussprüfung arbeitete Uphoff viele Jahre auf einer interdisziplinären Intensivstation in Münster (Westfalen). Während dieser Zeit absolvierte er eine Fachweiterbildung für Intensivpflege und Anästhesie sowie eine Weiterbildung zum Praxisanleiter in der Pflege.

Seit diese Zeit engagierte sich der Autor dieser Arbeit stets für Lernende im Umfeld des Akutkrankenhauses und der Intensivstation sowie in der Anästhesie.

Im Jahr 2019 begann Simon Uphoff sein Franchise- Studium bei Bildung und Beratung Bethel in Bielefeld. Zu Beginn in Kooperation mit der FH Münster, später in Kooperation mit der HSBI.

In der Zeit von Januar 2025 bis Juni 2025 schieb Uphoff diese vorliegende Arbeit, die nun in diesem Buch veröffentlicht wird.

Abkürzungsverzeichnis

AEMP	Aufbereitungseinheit für Medizinprodukte
ATA	Anästhesietechnische Assistenz
ATA-OTA-G	Gesetz über den Beruf der Anästhesietechnischen Assistentin und des Anästhesietechnischen Assistenten und über den Beruf der Operationstechnischen Assistentin und des Operationstechnischen Assistenten
DQR	Deutscher Qualifikationsrahmen
IGLU	Internationale Grundschul-Lese-Untersuchung
KMK	Kultusministerkonferenz
OTA	Operationstechnische Assistenz
PIRLS	Progress in International Reading Literacy Study
PISA	Programme for International Student Assessment
ZNA	Zentrale Notaufnahme

Tabellenverzeichnis

1 Einleitung

Einleitend wird hier nun das Berufsbild der Anästhesietechnischen Assistenz sowie dessen geschichtlicher Hintergrund und das berufliche Selbstverständnis der Berufsgruppe dargestellt. Es folgen die Zielsetzung und die zentrale Fragestellung dieser Arbeit.

Die Geschichte der Anästhesie und somit auch der eigentliche Ursprung der Anästhesietechnischen Assistenz begann am 16. Oktober 1846. An diesem Tag wurde in Boston, am Massachusetts General Hospital, die erste erfolgreiche Narkose an einem Menschen angewandt. Der Zahnarzt Thomas Green Morton hatte über einen langen Zeitraum als praktizierender Zahnarzt die Schmerzen seiner Patient:innen während der Behandlung beobachten können. Auf der Suche nach einem adäquaten Schmerzmittel gelang es ihm, einen tiefen Schlaf bei seinen Patient:innen auszulösen. Er nutzte Schwefeläther, der in einen Naturschwamm getropft und mittels Glaskugel und Mundstück von den Patient:innen eingeatmet wurde. Patient der ersten Narkose war ein etwa zwanzigjähriger Mann namens Gilbert Abbot. Er litt an einem Tumor am Hals, welcher durch den Chirurgen John Collins Warren unter Einsatz der Entdeckung Mortons entfernt wurde. Nach der erfolgreichen Operation wandte sich Warren an die zahlreichen Kolleg:innen und Student:innen, die gespannt zugesehen hatten, und sprach den berühmten Satz: „Gentlemen, this is no humbug." (Brandt & Krauskopf, 1996, S. A 2957). Dieses Ereignis läutete das Jahrhundert der Chirurgie ein. Es war nun möglich, Eingriffe durchzuführen, von denen man zuvor Abstand hatte nehmen müssen. Die Anästhesie war in der Lage, Bedingungen zu schaffen, die komplizierte Operationen ohne Zeitdruck zuließen (Eckart, 2021, S. 317). Weitere Meilenstein der Anästhesie folgten nun rasch. Da der Äther einen sehr stechenden Geruch aufwies, wurde nach angenehmeren Narkoseverfahren gesucht. Der Arzt James

S. Uphoff, *Die kompetenz- und fallorientierte ATA-Abschlussprüfung*, BestMasters, https://doi.org/10.1007/978-3-658-50433-5_1

Young Simpson entdeckte dann schließlich das Chloroform. Dies wurde jedoch aufgrund tragischer Todesfälle in den 1860er Jahren wieder abgeschafft und es begann die Suche und Forschung nach sicheren Narkoseverfahren. So wurde das Chloroform durch Lachgas ersetzt (Koppert et al., 2024, S. 4). In den 1930er Jahren kamen dann die ersten, für damalige Verhältnisse, gut steuerbaren Injektionsnarkotika auf den Markt. Das älteste bekannte Narkosemittel, welches in die Venen der Patient:innen injiziert werden kann, ist das Barbiturat. Auch die Gabe von Morphin wurde zur gängigen Praxis. Die moderne Anästhesie, so wie wir sie heute kennen, etablierte sich in den 1950er Jahren, als die sogenannte Kombinationsanästhesie zum Verfahren der ersten Wahl wurde. Gut steuerbare Medikamente wie Muskelrelaxanzien (1951), Opiate wie Fentanyl (1960), Schlafmittel wie das Propofol (1984) und Narkosegase wie Sevofluran (1990) wurden miteinander kombiniert. So entstand Sicherheit bei der gezielten Schmerz- und Sinnesausschaltung bei den Patient:innen.

Bei all dem entwickelte sich die Medizintechnik immer weiter fort. Narkoseverfahren und Operationstechniken wurden komplexer und es ist heute zunehmend möglich, auch schwer kranke und hochaltrige Menschen operativ zu behandeln und lange Narkose- und Beatmungszeiten sicher durchzuführen. Die Herausforderungen, die heute durch den demografischen und epidemiologischen Wandel sowie durch die komplexe Technisierung der Anästhesie aufkommen, verlangen nach einem gut ausgebildeten, professionellen Personal. Um diese professionellen und besonders kompetenten Personen zu erkennen, benötigt es eine ordentliche Prüfung am Ende der dreijährigen Ausbildung der Anästhesietechnischen Assistenz.

Im Jahr 2004 startete im Universitätsklinikum Halle der erste Ausbildungsgang der Anästhesietechnischen Assistent:innen (ATA). Die Schaffung dieses neuen Berufsbildes stand auch im Zeichen des damaligen Personalmangels in den Versorgungsbereichen der Anästhesie und des Operationsbetriebs. So nahmen bereits in den 1990er Jahren die Operationstechnischen Assistent:innen und ab 2007 auch die Anästhesietechnischen Assistent:innen weitgehend im Versorgungsprozess der OP und der Anästhesie die Rolle von weitergebildeten Pflegefachkräften ein (Loose, 2024, S. 23). Doch der ATA-Beruf ist kein Pflegeberuf. Er ist ein legitimierter moderner Gesundheitsfachberuf (Loose, 2024, S. 23), der mittlerweile die Sorge für die eigenverantwortliche Durchführung bestimmter Tätigkeiten in der Anästhesie trägt (Zöller, 2022, S. 34–35). Neben dem erheblichen Fachkräftemangel ist die Schaffung dieser hochqualifizierten und spezialisierten Fachkräfte nötig, da es eine stets fortschreitende Technisierung der Medizin und die Entwicklung neuer, komplexer anästhesiologischer Verfahren gibt (Zöller, 2022, S. 36). Dieser Gesundheitsfachberuf wurde schnell erfolgreich und war somit dem Deutschen Berufsverband für Pflegeberufe ein Dorn im Auge. In einem Positionspapier vom April 2018 mit dem Titel „Schaffung neuer medizinischer Assistenzberufe im Krankenhaus" kritisierte der DBfK scharf das Berufsbild der ATA und OTA, wobei von marginalen Kenntnissen und einem erheblich geringen Bildungshintergrund die Rede war. Entgegen dieser und anderer zahlreichen weiteren Kritiken entwickelten die ATAs und OTAs einen eigenen Ethikkodex und organisierten sich nach kürzester Zeit in einem eigenen Berufsverband. Mittlerweile arbeiten ATAs selbständig, eigenverantwortlich und interprofessionell. Sie sind in der Lage, ihre eigene Expertise durch Fort- und Weiterbildungen zu sichern und zu steigern. Weiter übernehmen sie Verantwortung für die Weiterentwicklung ihres eigenen Berufes (Loose, 2024, S. 23). Im Jahr 2022 wurde der Beruf durch das Inkrafttreten des ATA-OTA-Gesetzes definiert und grenzt sich auch hier erneut deutlich vom Pflegeberuf ab. Die beruflichen Tätigkeiten der ATAs zielen auf das Setting in der Aufbereitungseinheit für Medizinprodukte (AEMP), in Ambulanzen/ Zentralen Notaufnahmen (ZNA) und Endoskopien sowie in allen anästhesiologischen Abteilungen ab. Jedoch nicht auf die Übernahme von Pflegehandlungen auf den Stationen oder Intensivstationen der Krankenhäuser (Loose, 2024, S. 24). Die Anästhesietechnischen Assistent:innen sind alles andere als ein Berufsgruppe mit marginalen Kenntnissen. Die Ausbildung ist komplex und dauert drei Jahre in Vollzeit. Der theoretische und praktische Unterricht erstreckt sich über mindestens 2100 Stunden. Die Auszubildenden sind mindestens 2500 Stunden in der praktischen Ausbildung eingesetzt und müssen zahlreiche Pflichteinsätze und medizinische Disziplinen absolvieren.

Im Jahr 2024 musste zum ersten Mal in Deutschland die staatliche Abschlussprüfung in der ATA-OTA-Ausbildung durchgeführt werden. Doch dies stellte die Lehrenden der ATA- Schulen vor Herausforderungen – ähnlich wie zuvor in der Ausbildung der Pflegefachfrauen und Pflegefachmännern. Auch hier mussten, nachdem das Pflegeberufegesetz und die Ausbildungs- und Prüfungsverordnung in Kraft getreten waren, neue Prüfungsformate entwickelt werden. In der Bildungsforschung stellt die Frage nach den schriftlichen Abschlussprüfungen in der ATA-Ausbildung bislang ein Desiderat dar. Handreichungen und Publikationen beziehen sich stets auf die Pflegeberufe und dessen Prüfungsformalien. Für den Gesundheitsfachberuf der Anästhesietechnischen Assistenz gibt es solche detaillierten, wissenschaftlich fundierten Handreichungen nicht. Die vorliegende Masterarbeit versucht, diese Lücke zu schließen.

Die Arbeit gliedert sich in einen theoretisch-analytischen und einen praktisch-konzeptionellen Teil. Im theoretischen Teil werden zum einen die einschlägigen

Ordnungsmittel dargestellt und im Hinblick auf die schriftlichen Abschlussprüfungen analysiert und zum anderen zentrale Konzepte wie die Kompetenz- und Fallorientierung beleuchtet. Anschließend wird im praktischen Teil die Konzeption einer Musterklausur für die staatliche schriftliche Abschlussprüfung vorgestellt, welche auf dem zuvor erläuterten theoretischen Rahmen begründet ist. Ziel dieser Masterarbeit ist es, aufzuzeigen, wie schriftliche Abschlussprüfungen, die sich in einem wissenschaftlichen, pädagogischen und didaktischen Rahmen bewegen, konzipiert werden können. Das Vorgehen des Autors und die angewandte Methodik können anderen Lehrenden in der ATA-Ausbildung als Exemplar dienen.

Im Fokus dieser Arbeit liegt die Gestaltung von schriftlichen Abschlussprüfungen in der ATA-Ausbildung – einem Schnittpunkt zweier beruflicher Erfahrungsfelder des Autors. Als Fachgesundheits- und Krankenpfleger war er selbst in der Anästhesie tätig und ist derzeit als Berufspädagoge für die Konzeption und Erstellung schriftlicher Abschlussprüfungen in der ATA-Ausbildung verantwortlich.

Ausgangslage und Problemdarstellung- Was die Ordnungsmittel bestimmen: 2

Wie bereits einleitend beschrieben, musste sich in anderen Berufen, in denen eine neue Prüfungs- und Ausbildungsverordnung eingeführt wurde, mit folgenden Problemstellungen auseinandersetzen: Wie sind (schriftliche) Abschlussprüfungen zu entwickeln und durchzuführen? Welche gesetzlichen Anforderungen gilt es zu erfüllen? Um diese Fragestellungen beantworten zu können, ist zunächst eine vertiefende Analyse der geltenden Ordnungsmittel notwendig. Diese gesetzlichen Bestimmungen geben die Richtung an, in die sich anschließend die methodische und didaktische Konzeption von schriftlichen Abschlussprüfungen entwickeln darf. Die Ordnungsmittel, die für die Erstellung der schriftlichen Abschlussprüfung maßgeblich sind, sind das Anästhesietechnische- und Operationstechnische-Assistenten-Gesetz – ATA-OTA-G sowie die Anästhesietechnische- und Operationstechnische-Assistenten-Ausbildungs- und -Prüfungsverordnung – ATA-OTA-APrV.

2.1 Bestimmungen zur schriftlichen Abschlussprüfung aus dem ATA-OTA-Gesetz

Eine Abschlussprüfung prüft am Ende einer Ausbildung, ob das Ziel dieser erreicht worden ist. Die ATA-Ausbildung verfolgt im Allgemeinen das Ziel fachliche und methodische Kompetenzen zu vermitteln, die für die Berufsausübung nötig sind. Berufsausübung meint laut Gesetz einerseits die *eigenverantwortliche* Durchführung bestimmter Tätigkeiten im anästhesiologischen Bereich und anderseits die *Mitwirkung* an anästhesiologischen Versorgungen von Patient:innen in

S. Uphoff, *Die kompetenz- und fallorientierte ATA-Abschlussprüfung*, BestMasters, https://doi.org/10.1007/978-3-658-50433-5_2

der Anästhesie (ATA-OTA-G, 2022, § 7, Abs. 1). Es lassen sich also zwei zentrale Begriffe in dem Ausbildungsziel erkennen: *„eigenverantwortliche Aufgaben"* und Aufgaben *„im Rahmen der Mitwirkung"*. Der Begriff *eigenverantwortlich* ist hier hervorzuheben, da dieser den Professionalisierungsprozess im ATA-Beruf unterstreicht und daher unbedingt abgeprüft werden sollte. Es unterstreicht den Professionalisierungsprozess, da ganz klare Verantwortlichkeiten an eine ATA herangetragen werden, die ein hohes Maß an Professionalisierung benötigen. Eigenverantwortliche Aufgaben einer ATA sind Tätigkeiten, die nicht delegiert werden und somit in selbstständiger Verantwortung von einer ATA durchgeführt und gestaltet werden können (ATA-OTA-G, 2022, § 8, Abs. 1 und ATA-OTA-G, 2022, § 9, Abs. 1). Da diese Aufgaben ohne ärztliche Anordnung oder Kontrolle durchgeführt werden, müssen sie im Rahmen der Ausbildung erlernt und abschließend geprüft werden. Gewiss hat dieser Begriff „eigenverantwortliche Aufgaben" nicht die Schlagkraft, wie es der Begriff der „vorbehaltenen Tätigkeiten" des §4 im Pflegeberufegesetz (PflBG). „Vorbehaltene Tätigkeiten werden nicht festgelegt" sagt Igl in Bezug auf das Ausbildungsziel und die eigenverantwortlichen Aufgaben (Igl, 2023, S. 62). Jedoch gibt es in der anästhesiologischen Versorgung durch die Einführung dieser Begrifflichkeit nun ein eigenes Tätigkeitsprofil der Anästhesietechnischen Assistent:innen, für den sie Sorge und Verantwortung tragen müssen und in dessen Konsequenz spezielle Kompetenzen vermittelt und abgeprüft werden müssen. Die typischen Assistenzaufgaben wiederum, bei denen die übergeordnete Verantwortlichkeit nicht bei den ATAs, sondern den Mediziner:innen liegt, werden delegiert und bedürfen einer vorherigen ärztlichen Anordnung (ATA-OTA-G, 2022, § 8, Abs. 2 und ATA-OTA-G, 2022, § 9, Abs. 2). Ein weiteres übergeordnetes Ziel dieser Ausbildung ist die Fähigkeit zum Wissenstransfer – gemeint sind damit der Theorie-Praxis-Transfer sowie die Fähigkeit zur Selbstreflexion. Theoretisches Wissen, welches im Unterricht vermittelt wird, muss von den Lernenden in der klinischen Praxis Anwendung finden. Genau wie die Reflexion von durchgeführten Handlungen. Dieser Wissenstransfer wird von den Praxisanleiter:innen mitbegleitet. Die Reflexion stellt den neuralgischen Punkt des Lernens dar. Durch den Blick auf die vergangenen Handlungen und die Einschätzung des Erfolges und dem Erkennen von Verbesserungen kann Lernen gelingen.

Diese übergeordneten Ziele sind in weitere gemeinsame und spezielle Ausbildungsziele ausdifferenziert, wie sie gesetzlich benannt werden, richten sich gleichermaßen an Anästhesietechnische Assistent:innen **und** an Operationstechnische Assistent:innen. Die *speziellen Ausbildungsziele* richten sich wiederum **entweder** an die Anästhesietechnischen Assistent:innen **oder** an Operationstechnische Assistent:innen. Die gemeinsamen Ausbildungsziele sind im § 8 dargestellt und die spezifischen, im § 9. Die Tabelle 5.1 mit dem Titel: „Darstellung der gemeinsamen und spezifischen Ausbildungsziele" stellt diese Ziele im ganzen Wortlaut dar.

Die im § 8 und § 9 dargestellten Ausbildungsziele stellen die Mindestanforderung der Ausbildung an den Lernenden dar (Igl, 2023, 62 & 65). Bei einer Zusammenfassung der 26 speziellen Ausbildungsziele der Anästhesietechnischen Assistent:innen (von insgesamt 33 Ausbildungszielen), ergibt sich Folgendes: Ziel der Ausbildung ist es, dass eine ATA die Funktions- und Betriebsbereitschaft eines komplexen anästhesiologischen Arbeitsplatzes eigenverantwortlich herstellen kann. Diese Betriebsbereitschaft bezieht sich auf medizin-technische Geräte sowie die „indikationsgerechte, geplante und strukturierte Vorbereitung" der unterschiedlichsten anästhesiologischen Maßnahmen (Igl, 2023, S. 63). Dabei muss der/die Anästhesietechnische Assistent:in sach- und fachgerecht mit Medikamenten, medizinischen Geräten und Materialien umgehen können und verwendete Materialien wieder aufbereiten können. Bei allen Tätigkeiten sind strenge Hygienevorschriften zu beachten. Im Kontakt zum Menschen, der im Zentrum des Handelns steht, ist es die Aufgabe der ATA die meist sehr komplexe Überwachung des gesundheitlichen Zustandes der Patient:innen sowie deren Betreuung in dem jeweiligen Versorgungsbereich zu gewährleisten. Diese Überwachung und Betreuung sind eigenverantwortlich zu planen und durchzuführen. Die Beobachtungen währenddessen müssen in Übergaben und Überleitungen zu anderen Versorgungsbereichen professionell kommuniziert werden. Bei der Begleitung im perianästhesiologischen Setting von Patient:innen ist stets auf die individuellen Bedürfnisse des Menschen einzugehen. Weiter muss ein/e Anästhesietechnische Assistent:in die Qualität seines/ihres Handelns und das der eigenen Abteilung sichern und organisatorische Maßnahmen im Arbeitsablauf erledigen können. Dies alles sind wie Igl sagt: Aufgaben, die nicht im Wege der Delegation, sondern eigenständig von der ATA, erbracht werden müssen. Gemeinsam mit Ärzt:innen und anderen Berufsgruppen wirkt der/die Anästhesietechnische Assistent:in bei der Versorgung der Patient:innen mit, indem er/sie bei anästhesiologischen Maßnahmen assistiert und eigenständig ärztlich veranlasste Maßnahmen durchführt. Igl nennt dies „arbeitsteilige Zusammenarbeiten mit Ärztinnen und Ärzten" (Igl, 2023, S. 63). Dies beinhaltet Aufgaben, die nicht aufgrund einer eigenen Entscheidung der Anästhesitechnischen Assistent:innen durchgeführt werden. Laut Igl sollen Absolvent:innen [Auszubildende] befähigt werden, diese vielfältigen Aufgaben der Anästhesie sicher zu übernehmen (Igl, 2023, S. 60). Dies sind somit ebenfalls Aspekte, die in einer schriftlichen Abschlussprüfung überprüft werden müssen.

Tabelle 2.1 Darstellung der gemeinsamen und spezifischen Ausbildungsziele

Ausbildungsziele nach ATA-OTA-G (§§ 7–10)			
	Eigenverantwortliche Durchführung	Im Rahmen der Mitwirkung	Übergreifende fachliche, methodische und personale Kompetenzen
Gemeinsames Ausbildungsziel	Herstellen der Funktions- und Betriebsbereitschaft des jeweiligen Einsatzbereichs unter Beachtung spezifischer Anforderungen von diagnostischen und therapeutischen Versorgungsbereichen im ambulanten und stationären Bereich **(ATA-OTA-G, 2022, § 8, 1, a)** Geplantes und strukturiertes Vorbereiten, Durchführen und Nachbereiten von berufsfeldspezifischen Maßnahmen der medizinischen Diagnostik und Therapie **(ATA-OTA-G, 2022, § 8, 1, b)** Sach- und fachgerechtes Umgehen mit Medikamenten, medizinischen Geräten und Materialien sowie mit Medizinprodukten **(ATA-OTA-G, 2022, § 8, 1, c)** Sicherstellen der Funktions- und Betriebsbereitschaft des jeweiligen Versorgungsbereichs **(ATA-OTA-G, 2022, § 8, 1, d** Einhalten der Hygienevorschriften sowie der rechtlichen Arbeits- und Gesundheitsschutzvorschriften **(ATA-OTA-G, 2022, § 8, 1, e)** Übernehmen der Patientinnen und Patienten in den jeweiligen Versorgungsbereichen unter Berücksichtigung ihres gesundheitlichen Zustandes	Fach- und situationsgerechtes Assistieren bei anästhesiologischen Maßnahmen und Verfahren operativen Eingriffen in anästhesiologischen und operativen Funktionsbereichen und weiteren Versorgungsbereichen **(ATA-OTA-G, 2022, § 8, 2, a)** Eigenständiges Durchführen ärztlich veranlasster Maßnahmen in anästhesiologischen und operativen Funktionsbereichen und weiteren Versorgungsbereichen sowie **(ATA-OTA-G, 2022, § 8, 2, b)**	Interdisziplinäre und multiprofessionelle Zusammenarbeit und fachliche Kommunikation **(ATA-OTA-G, 2022, § 8, 3, a)** Entwicklung und Umsetzung berufsübergreifender Lösungen, die die Optimierung der Arbeitsabläufe ermöglichen und die Bedürfnisse der Patientinnen und Patienten berücksichtigen **(ATA-OTA-G, 2022, § 8, 3, b)** Analyse, Evaluation, Sicherung und Weiterentwicklung der Qualität des eigenen beruflichen Handelns **(ATA-OTA-G, 2022, § 8, 3, c)** Mitwirkung an der Einarbeitung neuer Mitarbeiterinnen und Mitarbeiter sowie an der praktischen Ausbildung von Angehörigen von Gesundheitsfachberufen **(ATA-OTA-G, 2022, § 8, 3, d)** Berücksichtigung von Aspekten der Qualitätssicherung, der Patientensicherheit, der Ökologie und der Wirtschaftlichkeit **(ATA-OTA-G, 2022, § 8, 3, e)**

(Fortsetzung)

Tabelle 2.1 (Fortsetzung)

Ausbildungsziele nach ATA-OTA-G (§§ 7–10)			
	Eigenverantwortliche Durchführung	Im Rahmen der Mitwirkung	Übergreifende fachliche, methodische und personale Kompetenzen
	(ATA-OTA-G, 2022, § 8, 1, f) Überwachen des gesundheitlichen Zustandes der Patientinnen und Patienten und seines Verlaufs während des Aufenthaltes in den jeweiligen Versorgungsbereichen **(ATA-OTA-G, 2022, § 8, 1, g)** Fachgerechte Übergabe und Überleitung der Patientinnen und Patienten einschließlich des Beschreibens und der Dokumentation ihres gesundheitlichen Zustandes und dessen Verlaufs **(ATA-OTA-G, 2022, § 8, 1, h)** Angemessenes Kommunizieren mit den Patientinnen und Patienten sowie weiteren beteiligten Personen und Berufsgruppen **(ATA-OTA-G, 2022, § 8, 1, i)** Durchführen von qualitätssichernden und organisatorischen Maßnahmen in den jeweiligen Einsatzbereichen sowie Dokumentieren der angewendeten Maßnahmen **(ATA-OTA-G, 2022, § 8, 1, j)** Aufbereiten von Medizinprodukten und medizinischen Geräten **(ATA-OTA-G, 2022, § 8, 1, k)** Einleiten lebenserhaltender Sofortmaßnahmen bis zum Eintreffen der Ärztin oder des Arztes **(ATA-OTA-G, 2022, § 8, 1, l)**		

(Fortsetzung)

Tabelle 2.1 (Fortsetzung)

Ausbildungsziele nach ATA-OTA-G (§§ 7–10)			
	Eigenverantwortliche Durchführung	Im Rahmen der Mitwirkung	Übergreifende fachliche, methodische und personale Kompetenzen
Spezifisches Ausbildungsziel ATA	Herstellen der Funktions- und Betriebsfähigkeit des anästhesiologischen Versorgungsbereichs **(ATA-OTA-G, 2022, § 9, 1, a)** Vorbereiten und Koordinieren der zur Durchführung anästhesiologischer Maßnahmen und Verfahren erforderlichen Arbeitsabläufe sowie deren Nachbereitung **(ATA-OTA-G, 2022, § 9, 1, b)** Sach- und fachgerechtes Umgehen mit Medikamenten, die zur Anästhesie und im Rahmen der Anästhesie in anästhesiologischen Versorgungsbereichen angewendet werden, **(ATA-OTA-G, 2022, § 9, 1, c)** Durchführen von bedarfsgerechten Maßnahmen und Verfahren zur Betreuung der Patientinnen und Patienten während ihres Aufenthaltes im anästhesiologischen Versorgungsbereich unter Berücksichtigung ihres jeweiligen physischen und psychischen Gesundheitszustandes **(ATA-OTA-G, 2022, § 9, 1, d)** Überwachen des gesundheitlichen Zustandes der Patientinnen und Patienten und seines Verlaufs während des Aufenthaltes in den jeweiligen Versorgungsbereichen und Aufwacheinheiten außerhalb von Intensivtherapiestationen **(ATA-OTA-G, 2022, § 9, 1, e)**	Fach- und situationsgerechtes Assistieren bei anästhesiologischen Maßnahmen und Verfahren in anästhesiologischen Funktionsbereichen und weiteren Versorgungsbereichen **(ATA-OTA-G, 2022, § 9, 2, a)** Eigenständiges Durchführen ärztlich veranlasster Maßnahmen in anästhesiologischen Funktionsbereichen und weiteren Versorgungsbereichen **(ATA-OTA-G, 2022, § 9, 2, b)**	
Spezifisches Ausbildungsziel OTA	(ATA-OTA-G, 2022, § 10, 1, a–e)	(ATA-OTA-G, 2022, § 10, 2, a–b)	

Um diese genannten Ziele und Aufgaben zu erreichen und später sicher übernehmen zu können, ist die Anbahnung von unterschiedlichen Kompetenzen nötig. Diese Kompetenzen sind im Ordnungsmittel der Ausbildungs- und Prüfungsverordnung geregelt und werden im nachfolgenden Kapitel beschrieben.

2.2 Bestimmungen zur schriftlichen Abschlussprüfung aus der ATA-OTA-Ausbildungs- und Prüfungsverordnung

Die Ausbildungs- und Prüfungsverordnung (APrV) ist das wichtigste Ordnungsmittel für die Erstellung von Abschlussprüfungen, in welchem die gesetzlichen Vorgaben für die Abschlussprüfungen aufgeführt werden. Direkt in Paragraf 1 des Gesetzbuches wird aufgeführt, dass mehrere Kompetenzen vermittelt werden müssen, um das übergeordnete Ausbildungsziel, welches im ATA-OTA-G niedergeschrieben ist, zu erreichen. Konkreter heißt es, dass mindestens die in der Anlage 1 genannten Kompetenzen zu vermitteln sind. Das bedeutet, dass diese Kompetenzen in der Abschlussprüfung enthalten sein müssen. Die Abschlussprüfungen unterteilen sich in einen schriftlichen, einen mündlichen und einen praktischen Anteil. In der schriftlichen Abschlussprüfung sind drei Aufsichtsarbeiten verpflichtend, in denen die Prüfungskandidat:innen beweisen müssen, dass sie die Kompetenzschwerpunktes 1, 2, 5 und 8 erreicht haben (ATA-OTA-APrV, 2022, § 28). Die anderen der insgesamt acht Kompetenzschwerpunkte entfallen auf die mündliche und praktische Abschlussprüfung. Da das Augenmerk in dieser Arbeit auf der schriftlichen Abschlussprüfung liegt, können diese Schwerpunkte hier nicht vertiefend erläutert werden, stattdessen soll folgend § 28 betrachtet werden. In diesem werden die schriftlichen Abschlussprüfungen geregelt. Dort steht, dass die Prüfungskandidat:innen ihre Fachkompetenz nachweisen müssen, die für die Berufsausübung nötig ist (ATA-OTA-APrV, 2022, § 28, Abs. 1). In der ersten Aufsichtsarbeit, in der der erste Kompetenzschwerpunkt abgeprüft wird, muss der Kompetenz KS 1c eine besondere Gewichtung zukommen- dieser muss laut Gesetz in „angemessenem Umfang“ abgefragt werden. (ATA-OTA-APrV, 2022, § 28, Abs. 3)

Die Aufsichtsarbeiten werden für jeden Kompetenzschwerpunkt in doppelter Ausführung erstellt. Jede der drei Aufsichtsarbeit benötigt zwei unterschiedliche Klausuren. Diese Klausuren werden dann den zuständigen Behörden als Vorschlag übermittelt und die Bezirksregierungen entscheiden, welche der zwei Vorschläge am Prüfungstag eingesetzt werden darf. Die Bearbeitungszeit einer

Aufsichtsarbeit beträgt 120 Minuten. Sind die Klausuren geschrieben, werden diese von zwei Fachprüfer:innen unabhängig benotet.

2.3 Konsequenzen der Bestimmungen

In der schriftlichen Abschlussprüfung müssen vier gesetzliche Anforderungen erfüllt werden, die nun nachfolgend erläutert werden. Zuerst muss die schriftliche Abschlussprüfung kompetenzorientiert sein. Dies geht sowohl aus dem ATA-OTA-Gesetz als auch aus der ATA-OTA-Ausbildungs- und Prüfungsverordnung hervor. Diese Kompetenzorientierung zielt auf die Fachkompetenz, Methodenkompetenz, Sozialkompetenz, Personalkompetenz sowie die Lernkompetenz ab. Die Inhalte der drei schriftlichen Prüfungen müssen sich an den Kompetenzen 1, 2, 5 und 8 orientieren, da die Kompetenzen eine Weiterverfolgung der Ausbildungsziele sind (Igl, 2023, S. 242). Dabei muss, wie bereits beschrieben, in der ersten Aufsichtsarbeit ein besonderer Fokus auf Kompetenzschwerpunkt KS 1c gelegt werden. In diesem Kompetenzschwerpunkt wird die Betreuung von Patient:innen in der Aufwacheinheit, also dem Aufwachraum, fokussiert. Die Überwachung ihres Gesundheitszustandes im Aufwachraum muss von Prüfungskandidat:innen eigenverantwortlich ausführt werden (Igl, 2023, S. 282).

Zweitens ist der Aspekt der Berufsausübung, auf den sich alle Kompetenzen schlussendlich beziehen, in den Klausuren zu berücksichtigen. Was der Begriff der Berufsausübung in diesem Kontext meint, erläutert Igl in seinem Werk. Mit Blick auf die Bundesdrucksache 491/20 erklärt er, dass die Prüfungskandidat:innen mit Hilfe ihres Fachwissens anästhesiologische Situationen analytisch erschließen müssen. Weiter heißt es, dass das Wissen fachgerecht eingesetzt und situationsbezogen kritisch, reflexiv, fachlich und ethisch begründet beurteilt werden muss (Igl, 2023, S. 282). Berufliche Situationen lassen sich in einer schriftlichen Prüfung mit Fällen abbilden. Aus den Ordnungsmittel lässt sich also analysieren, dass die schriftlichen Abschlussprüfungen kompetenz- und fallorientiert angelegt werden müssen. Die 120 Minuten Bearbeitungszeit pro Klausur limitieren dabei den Umfang der schriftlichen Prüfung.

Eine dritte Konsequenz, die sich aus den zuvor benannten Bestimmungen ergibt, ist die Korrektur durch zwei Fachprüfer:innen. Dass bedeutet, dass es einen detaillierten Erwartungshorizont braucht, der zweifelsfrei die Kompetenz abbildet, die auch zu prüfen ist.

Viertens beschreibt das Gesetz einen klar eigenverantwortlichen Aufgabenbereich als Ziel der Ausbildung, für den die ATA bestimmte Kompetenzen erwerben muss. Diese eigenverantwortlichen Aufgaben sollten auch in der schriftlichen Klausur geprüft und mit den Kompetenzen verschränkt werden, damit das angesprochene Mindestmaß des Ausbildungsziels abgebildet wird.

Der gesetzliche Rahmen, in dem sich die schriftliche Abschlussarbeit bewegen muss, ist somit festgestellt. Jedoch wirft dieser Rahmen zentrale Fragen auf, die in einem wissenschaftlichen, pädagogischen und auch didaktischen Sinne beantwortet werden müssen, wie beispielsweise Fragen nach der Kompetenzdefinition und der Integration von geeigneten Fällen in eine schriftliche Klausur. Es bedarf eines theoretischen Rahmens, in dem sich die konkrete Klausur bewegen kann, damit sie den gesetzlichen Anforderungen gerecht wird und um eine methodische Vorgehensweise um didaktische Prinzipien wie die Kompetenzorientierung und die Fallorientierung korrekt in einer schriftlichen staatlichen Abschlussprüfung zu integrieren.

3 Methodik der Literaturrecherche

Die Herausforderungen der Lehrenden in der Ausbildung von Anästhesietechnischen Assistent:innen sind im vorherigen Kapitel dokumentiert worden. In diesem Kapitel soll nun die Literaturrecherche deskriptiv dargestellt werden, auf dem diese Masterarbeit fußt. Die genauen Ergebnisse dieser Literaturreche sind im theoretischen Rahmen aufbereitet.

Die Literaturrecherche umfasste sowohl die analoge Suche in Bibliotheken als auch die digitale in Online-Datenbanken sowie einem Online-Antiquariat. In den Bibliotheken wurden Standardwerke gefunden, die sich grundlegend mit den Aspekten Fall- und Kompetenzorientierung beschäftigen. Teilweise konnten einige der Literaturquellen, die nicht über die Bibliothek zu erhalten waren, über ein Online-Antiquariat erworben werden. Neuere Publikationen und Studienergebnisse wurden durch eine systematische Literaturreche in den gängigen Datenbanken gefunden. So konnte in den Datenbanken vom Fachportal Pädagogik- FIS Bildung und in der Datenbank der Berufs- und Wirtschaftspädagogik- online sowie der Datenbank des Bundesinstituts für Berufsbildung- LDBB zahlreiche Treffer verzeichnet werden. Hauptsuchbegriffen waren hier „Kompetenzorientierung", „Kompetenzorientierung berufliche Bildung" und „Kompetenzmessung", „Kompetenzmessung berufliche Bildung", „Fallorientierung", „Fallorientierung berufliche Bildung", „Fallkonstruktion". Jedes dieser Keywords wurde in jeder der drei Datenbank verwendet, sodass insgesamt 21 Suchdurchläufe absolviert wurden. Ausgeschlossen wurden Literaturquellen, die sich nicht mit der beruflichen Bildung beschäftigen. Grenzfälle wie Literaturquellen, die zwar die berufliche Bildung adressieren, jedoch nur entfernt an Pflege- und Gesundheitsfachberufe orientiert waren, wurden begrenzt zu Rate gezogen.

S. Uphoff, *Die kompetenz- und fallorientierte ATA-Abschlussprüfung*, BestMasters, https://doi.org/10.1007/978-3-658-50433-5_3

Wendet man sich dem Themenschwerpunkt der Kompetenz und der Kompetenzorientierung zu, ist eine wichtige Literaturquelle das Werk von Erpenbeck, Rosenstiel und Sauter mit dem Titel: „Handbuch Kompetenzmessung-Erkennen, verstehen und bewerten von Kompetenzen in der betrieblichen, pädagogischen und psychologischen Praxis“. Dieses Werk beschäftigt sich auf den ersten 38 Seiten mit der Begriffsbestimmung der Kompetenz und im weiteren Verlauf mit der Methodik der Kompetenzmessung. Erpenbeck et al. verweisen bei ihren Definitionen auf unterschiedliche Autor:innen wie Heinrich Roth, Franz Weinert oder Esther Winther. Für eine tiefgehende Literaturrecherche wurde nicht mit Sekundärzitationen gearbeitet, sondern die jeweilige originale Primärliteratur gelesen und in dieser Arbeit verwendet. Nach demselben Prinzip wurde auch das Themengebiet des Falls und der Fallorientierung bearbeitet. Die Texte des Autoren Franz-Josef Kaiser stellten sich hierbei als wertvolle Grundlage heraus, weshalb seine Werke „Entscheidungstraining“ und „Die Fallstudie“ über ein Antiquariat erworben wurden. Den Arbeiten von Kaiser schloss Gertrud Hundenborn, Professorin für Pflegepädagogik und -fachdidaktik, 2007 ihre Forschungen zur Fallorientierten Didaktik an. Hundenborn erwähnt in ihrer Beschreibung von geeigneten Fällen und dessen Gütekriterien eine neben Kaiser auch eine Publikation von Leenders, Mauffette-Leenders und Erskine. Diese Literaturquelle, die jedoch nur in englischer Sprache erhältlich ist, musste aus den USA bestellt und übersetzt werden. Da diese Literaturquelle aber Hinweise auf wichtige Gütekriterien eines Falls bietet und diese nicht aus der Publikation Hundenborns hervorgehen, wurde hier tiefgehender recherchiert. In beiden Themengebieten, der Kompetenzorientierung wie auch der Fallorientierung, lässt sich feststellen, dass selbst neuere Publikationen der letzten fünf Jahre stets auf die Standardwerke, etwa wie denen von Erpenbeck et al. oder Kaiser, verweisen und auf diesen aufbauen. Paradigmenwechsel sind in beiden Themenschwerpunkte in der jüngsten Vergangenheit nicht zu erkennen.

Ergänzend zur Recherche der Grundlagen des theoretischen Rahmens dieser Arbeit wurde auch nach möglichen Best-Practice-Beispielen oder bereits vorhandenen Handreichungen gesucht. Diese Handreichungen und Beispiele sollen als Ideenquelle für diese Arbeit dienen. Es sollen an dieser Stelle der Artbeit nur die Aspekte aus den gefundenen Best-Practice-Beispiele ausgeführt werden, die im Verlauf dieser Arbeit bei der Konstruktion der konkreten Abschlussprüfung in der ATA-Ausbildung auch verwendet werden.

Das erste Best-Practice-Beispiel ist in der Handreichung „Kompetenzorientiere schriftliche Prüfungen gestalten“ für Lehrerinnen und Lehrer an Pflegeschulen veröffentlicht worden, die unter Einbeziehung der Projekte CurAP (Curriculare Arbeit der Pflegeschulen in Berlin) und Neksa (Neu kreieren statt addieren) im Jahre 2022 entstanden ist. Diese Handreichung beschäftigt sich, wie diese Arbeit auch, mit der kompetenz- und fallorientierten schriftlichen Abschlussprüfung. Der Unterschied zwischen der analysierten Handreichung und dieser Arbeit ist, dass eine gänzlich andere Ausbildung im Lichte des Interesses steht. Im Unterschied zur analysierten Handreichung richtet diese Arbeit ihr Augenmerk jedoch auf eine völlig andere Ausbildung. Die Handreichung bezieht sich auf die generalistische Pflegeausbildung, während diese Arbeit den Gesundheitsfachberuf der Anästhesietechnischen Assistenz betrachtet. Trotzdem lassen sich wichtige Hinweise und nützliche Ansätze aus der Handreichung ziehen, die in dieser Arbeit übernommen werden. Die Autor:innen Walter, Bohrer, Altmeppen, Burba, Junghahn und Westphal schlagen ein konkretes Vorgehen bei der Konzipierung von schriftlichen Abschlussprüfungen vor. Zu Beginn sollen Lehrende die abzuprüfenden Kompetenzen und die Prüfungsgegenstände in Beziehung zueinander setzten, da in einer schriftlichen Abschlussprüfung bei Weitem nicht alle im Unterricht erarbeitetem Themen zum Prüfungsgegenstand gemacht werden können und geforderte Kompetenzen nicht vollumfänglich überprüft werden können (Walter et al., 2022, S. 16). So spiegeln die Prüfungsgegenstände lediglich einen Teil der zu überprüfenden Kompetenzen wider und bilden sie nie in Gänze ab. Um diese Bezugnahme zwischen der Kompetenz und dessen möglichen thematischen Inhalte herzustellen, schlagen die Autor:innen die Nutzung einer Matrix vor. Dieses Vorgehen, zu Beginn der Konzeption anhand einer Matrix die Kompetenzschwerpunkte auf Prüfungsgegenstände hin zu überprüfen, wird vom Autor dieser Arbeit übernommen. Hierzu entsteht im weiteren Verlauf dieser Arbeit eine eigene Matrix. In der Handreichung von Walter et al. soll im nächsten Schritt anhand der analysierten Prüfungsgestände ein bereits existierender Fall gesucht und hinsichtlich seiner Eignung geprüft werden (Walter et al., 2022, S. 23). Dieses Vorgehen wird vom Autor dieser Arbeit so nicht übernommen. Anstatt Fälle zu suchen, diese didaktisch sowie sprachlich und baulich aufzubereiten und dann zu verwendenden, werden eigene Fälle konstruiert. Das Best-Practice-Beispiel führt nun weiter aus, dass nach der Konzipierung eines Falls anhand der Matrix und der Prüfungsgegenstände gezielt Prüfungsaufgaben entwickelt werden können. Steht die Klausur inhaltlich und methodisch, kann ein Erwartungshorizont formuliert werden (Walter et al., 2022, S. 26). Als Abschluss geben die Autor:innen an, dass eine kollegiale Überprüfung der schriftlichen Abschlussprüfung erfolgen soll (Walter et al., 2022, S. 34). Dieses Vorgehen so wie es Walter et al. vorschlagen erscheint ein schlüssiges Vorgehen zu sein, um Fehler in der Abschlussprüfung zu erkennen. Das Vier-Augen-Prinzip innerhalb dieser kollegialen Überprüfung lässt weniger Fehler zu, als wenn eine Lehrkraft allein arbeitet. Der Autor dieser Arbeit lehnt sich an diesem Vorgehen an. Auch in dieser

Arbeit wird es einen Erwartungshorizont geben, sodass eine kollegiale Überprüfung möglich wäre. Die einzige Abweichung erfolgt im Falle der eigenständigen Fallgenerierung.

Aus einem zweiten Best- Practice-Beispiel wird eine weitere Idee für diese Arbeit übernommen: Das Institut für Bildungsanalyse des Landes Baden-Württemberg hat 2023 einen Leitfaden zur Erstellung von Prüfungsaufgaben für die zentrale schriftliche Abschlussprüfung an Berufsschulen für Pflege entwickelt. Darin wird eine Checkliste vorgeschlagen, die Unterstützung bei der Überprüfung von geeigneten Fallsituationen für die schriftlichen Abschlussprüfungen bietet. Die Autor:innen knüpfen dabei an Schneider und Hundenborn an und legen fest, dass „Fallsituationen anhand folgender Fragen überprüft werden" (Institut für Bildungsanalyse Baden-Württenberg [IBBW], 2022, S. 7). Die Checkliste des Best-Practice-Beispiels lehnt sich an Schneider an, die sich mit den konzeptionellen Entscheidungs- und Gestaltungskriterien von Fallsituation beschäftigt hatte und sie lehnt sich auch an Hundeborn an, die über wichtige Aspekte der sprachlich literarischen Gestaltung von Fallsituationen geforscht hatte. Diese Fragen beziehen sich auf drei sogenannte Dimensionen. Erstens: *„Dimensionen des generalistischen Pflegehandeln"*. Zu reflektieren ist hierbei, ob der Fall eine berufstypische Situation für den Pflegeberuf abbildet, welcher Versorgungsbereich fokussiert wird oder ob ein Verantwortungsbereich nach § 5 Abs. 3. PflBG berücksichtigt wurde. Diese Dimension ist auch für die Überprüfung einer Fallsituation in der ATA-Abschlussprüfung wichtig. Die zweite Dimension der Checkliste, die vom IBBW publiziert wurde, lautet: *„Perspektive des Pflegeempfangenden"*. In dieser Dimension wird überprüft, ob Aussagen über das Alter, medizinisch-pflegerische Aspekte, Pflegeanlässe und -probleme und Aussagen über weitere Zusatzinformationen getroffen werden. Im Mittelpunkt dieser Dimension steht der zu pflegende Mensch, dessen Informationen sich eindeutig aus dem Fall ableiten lassen müssen. Die dritte und letzte Dimension der IBBW-Checkliste zur Überprüfung der Anforderungen an einen Fall lautet: *„Erzählstruktur". Hier ist darauf zu achten,* dass der zeitliche Ablauf lückenlos und chronologisch dargestellt wird. Nur so ist eine Darstellung der Geschehnisse nachvollziehbar (IBBW, 2022, S. 7). Außerdem sollen überflüssige Nebenschauplätze vermieden werden, um so ein angenehmes und flüssiges Lesen zu ermöglichen.

Theoretischer Rahmen-Kompetenzorientierung in der beruflichen Bildung

4

In diesem Kapitel werden nun die Ergebnisse der Literaturrecherche aufgezeigt. In diesem Kontext werden der Kompetenzbegriff und der Begriff des Falls respektive der Fallorientierung analysiert und für die Erstellung von schriftlichen Klausuren didaktisch nutzbar gemacht. Diese Analyse ist dringend nötig, denn in der Bestimmung eines Kompetenzverständnisses liegt eine große Herausforderung. Grund hierfür ist, dass der Begriff in den wissenschaftlichen Disziplinen different verwendet wird (Kaufhold & Wyland, 2024, S. 322). Gleiches gilt für den Begriff Fall und die Fallorientierung.

4.1 Kompetenzorientierung in der beruflichen Bildung

Die Auseinandersetzung mit der Bedeutung von Kompetenzen und deren Messung ist in der beruflichen Bildung kein neues Phänomen (Winther, 2010, S. 17). Die Bildungsforscherin Esther Winther verweist als Beleg für diese These auf die Studie "Job specifications and diagnostic tests of job competency designed for the auditing division of a railway company" aus dem Jahre 1922. In diesem Dokument lassen sich Überlegungen über Eigenschaften finden, die von Bahnmitarbeitenden zu dieser Zeit erwartet wurden. Bereits 1922 wurden besondere Fähigkeiten, Kenntnisse und persönliche Eigenschaften wie zum Beispiel die Vertrauenswürdigkeit eines Mitarbeitenden als wichtige Komponenten herausgearbeitet. Der Autor dieser Studie, Viteles, fragte gezielt nach "physical qualification", "job competency" und "mental qualifications which the individual must possess in order to make a proficient worker on a particular job" (Viteles, 1922, S. 84). Dies ist ein Beleg dafür, dass im beruflichen Kontext schon eine lange Zeit nach Fähigkeiten und Kompetenzen Ausschau gehalten wird.

S. Uphoff, *Die kompetenz- und fallorientierte ATA-Abschlussprüfung*, BestMasters, https://doi.org/10.1007/978-3-658-50433-5_4

Mit unterschiedlichen, teils internationalen Schulleistungsvergleichsstudien, die sich außerhalb der beruflichen Bildung bewegten, wie beispielsweise die TIMSS-Studie (Trends in International Mathematics and Science Study), die PISA-Studie (Programme for International Student Assessment) oder auch die PIRLS/IGLU-Studie (Progress in International Reading Literacy Study/ Internationale Grundschul-Lese-Untersuchung), konnte gezeigt werden, dass Schulbildung in Deutschland eine Modernisierung brauchte. Diese Modernisierung wird von Hans-Günter Rolff genauer beschrieben. Der deutsche Erziehungswissenschaftler nennt dazu zwei Entwicklungen, die aus den Studienergebnissen von PISA und TIMSS resultieren müssen. Die erste Entwicklung nennt der Autor „vom Lehren zum Lernen", bei der es sich um die stärkere Orientierung am Lernen der Lernenden, also einer Orientierung am individuellen Lernprozess handelt. Lehren wird jedoch nicht überflüssig, sondern bleibt unverzichtbares Mittel zum Ziel (Rolff, 2015, S. 12). Das Lernen und der Lernprozess der Schüler:innen und Auszubildenden rückt verstärkt in den Fokus des Lehrenden, ohne dabei die eigene Aufgabe des Unterrichtens zu vernachlässigen. Die zweite Entwicklung – und für diese Arbeit bedeutend – wird von Rolff als „vom Stoff zu Kompetenzen" benannt. Hier geht es um einen Wandel der inhaltlichen Grundrichtung von Unterrichten. Der Unterricht soll sich an Anforderungen orientieren, die sich aus realen Lebens- und Berufssituationen ergeben. Der Fokus liegt somit deutlich weniger auf aufbereiteten Inhalten und Unterrichtsfächern als zuvor (Rolff, 2015, S. 13). Als politische Reaktion auf das mittelmäßige Abschneiden in den genannten Studien wurden neue Bildungsstandards durch die Kultusministerkonferenz (KMK) eingeführt, die fachbezogene Kompetenzen widerspiegeln, welche die Lernenden zu einem bestimmten Zeitpunkt ihres Bildungsgangs erworben haben müssen (Reusser, 2014, S. 326). Die KMK schreibt auf ihrer Homepage, dass durch die Ergebnisse von TIMSS, PISA und IGLU deutlich geworden ist, dass die in Deutschland vorherrschende Steuerung über Vorgaben zu Inhalten und Lehrplänen allein nicht zu den erwünschten Ergebnissen im Bildungssystem führt (Kultusminister Konferenz, k.J., k.S.).

Wendet man nun in Anbetracht dieses historischen Kontextes den Blick von der schulischen hin zur beruflichen Bildung, ist das Streben nach Kompetenzen und die Kompetenzorientierung gut nachvollziehbar. Mittlerweile ist Kompetenzorientierung auch in Deutschland stark verankert. Dies war jedoch nicht immer so. In den 1990er-Jahren sollten Ausbildungsergebnisse in Deutschland vergleichbar gemacht werden. Im Zuge dessen wurde für die berufliche Bildung der Begriff der Handlungskompetenz geschaffen. Handlungskompetenz wurde von der KMK bereits 1996 zum Leitziel für die berufliche Bildung und somit für alle Ausbildungsberufe herausgegeben. In den Unterrichten der Berufsfachschulen wurde daraufhin die Lernfeldorientierung eingeführt, traditionelle Fächer wurden aufgebrochen und in Lernfelder eingeordnet, die sich an realen betrieblichen Situationen orientierten (Rüschoff, 2019, S. 6). Das Lernfeldkonzept und die zugrundeliegende Orientierung an Handlungskompetenz erfuhren mit der Novellierung des Berufsbildungsgesetz im Jahr 2005 eine wichtige rechtliche Absicherung, indem im ersten Paragrafen die „berufliche Handlungsfähigkeit" festgeschrieben wurde. So hielt die Leitidee der Kompetenzorientierung vor gut 20 Jahren Einzug in Curricula, die Gestaltung von beruflichem Lernen und auch in die Ausrichtung von Prüfungen (Euler, 2020, S. 206). Kompetenzorientierung in der beruflichen Bildung meint nicht nur die Vermittlung von Inhalten, Wissen und Fertigkeiten, sondern zielt auf die Verbindung von Wissen und Handeln, von Reflexion und Aktion sowie von Einsicht und Umsetzung ab (Euler, 2020, S. 206).

Auch in der staatlichen ATA-Ausbildung respektive in den Gesundheitsfachberufen allgemein ist heute die berufliche Handlungskompetenz als oberste Zielsetzung festgelegt worden und deren Prüfung konsequent umzusetzen (Bonse-Rohmann, 2023, S. 459). Kompetenzorientierung und die gleichzeitige Abkehr von unterschiedlichen Unterrichtsfächern ist in der beruflichen Bildung wichtig, da ein Anstieg des beruflichen Anforderungsniveaus in modernen Arbeitsorganisationen zu beobachten ist (Euler, 2020, S. 206). Diese Auffassung vertreten zahlreiche Wissenschaftler:innen wie auch Marisa Kaufhold, Professorin für Berufspädagogik an der HSBI und Ulrike Wyland, Professorin für Erziehungswissenschaften an der Universität Münster. Wie auch Dieter Euler sehen sie die Notwendigkeit einer kompetenzorientierten Ausrichtung der Ausbildung als notwendig, da sich in den nächsten Jahren die Gesundheitsversorgung durch steigende Zahlen an vulnerablen Personengruppen und die Weiterentwicklung der Versorgungsprozesse weiter verändern wird (Kaufhold & Wyland, 2024, S. 320). Diesen Herausforderungen muss mit dem Kredo „vom Wissen zu Kompetenzen" begegnet werden.

4.2 Kritik an der Kompetenzorientierung

Doch es gibt nicht nur Zustimmung, wie zum Beispiel von Kaufhold und Wyland, sondern auch kritische Stimmen, die sich gegen die Kompetenzorientierung in der beruflichen Bildung richten. In der Bildungsforschung lassen sich folgende kritische Aussagen, wie die von Ralf Wiechmann und Hans-Jürgen Bandler, finden, die in ihrem Artikel „Die Selbstunterwerfung unter ökonomisches Denken“ scharfe Kritik am Kompetenzbegriff und der Kompetenzorientierung in der beruflichen Bildung üben. Laut der Autoren würde man sich von der Kompetenzorientierung in erster Linie „ökonomische Vorteile“ versprechen, was einen Bruch mit dem Anspruch bedeutet, der ehemals durch die Kompetenzorientierung eingelöst werden sollte (Wiechmann & Bandler, 2016, S. 26). Kritisch wird angemerkt, dass die Kompetenzorientierung primär auf berufliche Handlungsfähigkeit und damit ökonomische Verwertbarkeit zielt, während der individuelle Wille der Lernenden in den Hintergrund gerät. Das Ziel sei es, dass die Lernenden die Kompetenz entwickeln, jedes beliebige Problem effektiv lösen zu können, ohne jedoch zu lernen, die Motivation und den Grund dahinter zu erkennen. So kommen Wiechman und Bandler zu dem Urteil, dass in der Kompetenzorientierung eine „Unfreiheit“ der Lernenden liegt (Wiechmann & Bandler, 2016, S. 31).

Weiter konstatieren die Autoren, dass der Begriff der Kompetenzorientierung mittlerweile kaum noch reflektiert und nahezu beliebig verwendet wird. Dieser Auffassung ist auch Stefan Kühl von der Fakultät Soziologie der Universität Bielefeld. Er schreibt mit einem Blick auf die Hochschulbildung, dass Kompetenz und Kompetenzorientierung quasi neue Lieblingsworte der Politiker:innen geworden und Kompetenzen gerade „en vogue“ seien. Zu erkennen sei dies daran, dass mittlerweile zahlreiche Kompetenzen benannt werden wie „motivationale, moralische, emotionale, spirituelle und kreative Kompetenzen“ (Kühl, 2018, S. 31) – eine inflationäre Herausgabe von weiteren kleinsten Kompetenzen, die zu einem Überfluss und einer Unschärfe des Begriffes führen. Diese Meinung vertritt auch Matthias Vonken. Vonken ist Professor für Berufspädagogik und an der Universität Erfurt. Er vergleicht das Aufkommen und Verbreiten des Kompetenzbegriffes und der Kompetenzorientierung mit „Propagierung von Schlüsselqualifikationen Anfang der 1970er Jahre“ (Vonken, 2011, S. 23). Der Begriff der Schlüsselqualifikation wurde damals vor einem sich rasch verändernden Arbeitsmarkt eingeführt und sollte so in der Arbeitswelt und der Ausbildung länger Bestand haben – so sei es heute auch mit dem Kompetenzbegriff. Die Vermittlung von Schlüsselqualifikationen sollten die Lernenden auf die wachsenden beruflichen Herausforderungen in einer zunehmende wissenschaftlichen und technisierten Berufsrealität vorbereiten. So wie früher ständig neue Schlüsselqualifikationen herausgebracht worden sind, werden heute „eine ganze Armada von Kompetenzen aufgestellt, um alle möglichen beruflichen Bereiche abzudecken“ (Vonken, 2011, S. 24). Auf den Punkt gebracht handelt es sich um eine babylonische Sprachverwirrung: Immer neue Kompetenzen, die angebahnt werden sollen, machen den Begriff zunehmend undurchsichtig (Vonken, 2011, S. 21).

Weiter werden von Kühl „blinde Flecken“ in der Kompetenzorientierung genannt, die für diese vorliegende Arbeit relevant sind (Kühl, 2018, S. 32). Zum einen soll damit aufgezeigt werden, dass es kaum möglich ist, alle Lernenden einer Klasse oder alle Teilnehmenden einer Gruppe im selben Tempo und Stil zu unterrichten und dieselben Kompetenzen zu vermitteln respektive anzubahnen. Für diese Arbeit bedeutet dies folglich, dass es nicht möglich ist, die erforderlichen Kompetenzen abzuprüfen, da es illusorisch ist, diese zuvor im selben Maße bei jedem Lernenden anzubahnen und zu entwickeln. Denn nicht alle bringen dieselben Lernvoraussetzungen mit und verfügen folglich am Ende eines Unterrichtes oder einer Lernsituation auch nicht über dieselben Kompetenzen. „Die Vorstellung, dass jeder Teilnehmer an einem Modul exakt die gleichen fachlichen oder sozialen Kompetenzen erwerben könnte, zeugt von Ignoranz der [...] individuellen Lernprozesse“ (Kühl, 2018, S. 32). Ein zweiter blinder Fleck sei die Überzeugung, dass nach Abschluss einer erfolgreichen Prüfung exakt die zuvor definierten Kompetenzen erworben werden (Kühl, 2018, S. 32)

4.3 Darstellung des Kompetenzbegriffs

Die durchgeführten Recherchen zeigen, dass bis heute keine einheitliche Definition des Kompetenzbegriffs existiert (Erpenbeck et al., 2017, S. XII; Winther, 2010, S. 17). Weder in der deutschsprachigen noch in der internationalen Fachliteratur lassen sich eindeutige Belege für eine einheitliche Begriffsbestimmung finden (Erpenbeck et al., 2017, S. XII). Die Bedeutung des Kompetenzbegriffes hängt stark von der zugrunde gelegten wirtschafts- und berufspädagogischen Ausrichtung ab, die den Begriff definiert (Kaufhold & Wyland, 2024, S. 320) – also von der jeweiligen wissenschaftlichen Disziplin, die den Kompetenzbegriff individuell für sich definiert und nutzt. Es gibt jedoch Definitionen, die eine besondere Langlebigkeit und andauernde Gültigkeit in der Bildungsforschung aufweisen – beispielsweise die Definitionen nach Franz Weinert und Heinrich Roth.

In seiner Pädagogischen Anthropologie veröffentlichte Roth 1971 eine noch bis heute gültige Begriffsbestimmung der Kompetenz. Er näherte sich dem Kompetenzbegriff über seine Gedanken zur menschlichen Entwicklung. Menschliche Entwicklung, vom Kind bis hin zum Erwachsenen, bedeutete in der pädagogischen Anthropologie von Roth in den 1970er-Jahren das „Emanzipieren aus den Zwängen seiner eigenen und der äußeren Natur“ (Roth, 1971, S. 446). Entwicklung ist die Freiheit, sich nicht zwanghaft seinen inneren Instinkten und Trieben hinzugeben, sondern als ein bewusst handelndes Wesen zu agieren (Roth, 1971,

S. 447). Kompetenz wurde hier erstmalig mit bewussten, willentlichen Handlungen in Verbindung gebracht. Roth orientierte sich mit seiner Abhandlung „Die entscheidenden Fortschrittsstufen der menschlichen Handlungsfähigkeit“ durchgängig an der Entwicklungspsychologie Piagets. Entwicklung ist nach Roth und Piaget die Freiheit, aus den instinktiven Verhaltensregelung der eigenen Natur, aber auch gewissen Sozialisationsprozessen, auszubrechen. Für dieses freiheitliche Handeln und Denken benötigt der Mensch Kompetenzen. Kompetenzentwicklungsprozesse haben als übergeordnetes Ziel eine moralische Mündigkeit zur Selbstbestimmung des Lernenden herbeizuführen, welche auf Sozial-, Selbst-, und Sachkompetenz fußt (Frey & Jäger, 2009, S. 348; Roth, 1971, S. 389). Roth schreibt dazu in seinem Werk: „Das [die Entwicklung des Menschen] erfordert – neben zunehmender Sachkompetenz – ständig zunehmende Sozialkompetenz auf Grund von Sozialeinsicht (einschließlich gesellschaftspolitischer Einsichten) und nicht zuletzt moralische Kompetenz auf Grund von Werteeinsicht – eine Kompetenz, die wir auch als Selbst- und Ichkompetenz begrifflich zu erfassen suchen werden“ (Roth, 1971, S. 448). Roths anthropologische Differenzierung in drei Handlungsbereiche beruht auf der Annahme, dass der Mensch grundsätzlich mit drei Arten von Herausforderungen konfrontiert sei. Diese Herausforderungen sprechen drei unterschiedliche Kompetenzbereiche an (Euler, 2020, S. 208).

Der Erste ist die Selbstkompetenz – die Fähigkeit, selbstverantwortlich handeln zu können (Roth, 1971, S. 180), und in komplexen Lebenssituationen selbstbestimmt zu agieren. Dieses Handeln basiert auf einer Selbsteinsicht, die durch reflektiertes Denken und die Selbstkompetenz erreicht werden kann (Roth, 1971, S. 539–540). Es sind „einsame Entscheidungen“, die der Mensch oft treffen muss – motiviert durch möglicherweise Frust, Wut oder auch Ehrgeiz oder Güte. Solche Entscheidungen können dem Einzelnen nicht abgenommen werden – andere können allenfalls beratend und begleitend zur Seite stehen. Die Entscheidungen folgt eine Lebenslinie, der sich der Mensch anvertraut hat, in der Ideen und Glaube verankert sind und führen zur moralische Selbstbestimmung (Roth, 1971, S. 540).

Als zweiter Aspekt des Kompetenzbegriffes wird die Sachkompetenz als die Urteils- und Handlungsfähigkeit für bestimmt Sachbereiche beschrieben (Roth, 1971, S. 180). Um in diesen Sachbereichen verantwortlich handeln zu können, ist Wissen nötig. Roth beschreibt hier bereits in den 1970er-Jahren die wissenschaftsorientierte Gesellschaft. Auch wenn die Sozial- und auch Pflegewissenschaft zu diesem Zeitpunkt noch nicht die Ausprägung wie heute hatte, ist zu erkennen, dass Roth das wissenschaftsorientierte Denken als elementare Komponente dieser Sachkompetenz sieht (Roth, 1971, S. 456). Heute können wir unter Sachkompetenz mit Blick auf Roth die Orientierung an wissenschaftlichen Studien,

Lehrbüchern und Leitlinien verstehen. Ziel einer ausgeprägten Sachkompetenz ist die „Kompetenz im Gebrauch von verfahrensgebundenen und von allgemeinen Denk- und Handlungsstrategien“ (Roth, 1971, S. 474). Roth führt weiter aus, dass Menschen in einer wissenschaftsorientierten Welt nur bestehen und sie ihre Aufgaben erfüllen können, wenn sie eine wissenschaftsorientierte Schule besucht haben (Roth, 1971, S. 476). Hiermit ist gemeint, dass es ohne Sach- und Fachkompetenz respektive ohne Sach- und Fachwissen kein Bestehen in der heutigen modernen Berufswelt mehr gibt.

Den dritten und letzten Teil bildet die Sozialkompetenz beziehungsweise das sozialeinsichtige Verhalten ab. Dieses sozialeinsichtige, aber auch das sozialkonstruktive Denken meint, dass „Gleichgewichtsformen gedacht werden und als Handlungsanweisung dienen, die zwischen Menschen und Menschen, Gruppen und Gruppen und dem einzelnen in der Gesellschaft immer freier und gerechtere Formen der Vermittlung zu realisieren erlaubt“ (Roth, 1971, S. 477). Roth stellt somit die Wertschätzung unterschiedlichster sozialer Rollen und Verhaltensmuster in den Vordergrund. Lernende müssen mit kritischem und kreativen Sozialverhalten auf die Herausforderungen und Aufgaben, die sich aus sozialen Situationen ergeben können, reagieren (Frey & Jäger, 2009, S. 350). Solche Reaktionen können beispielsweise darin bestehen, in Konflikten konstruktiv zu vermitteln und mögliche Alternativen und Lösungswege aufzuzeigen. Soziale Kompetenz zeichnet sich dadurch aus, dass die Lernenden ein reflektiertes Selbstverständnis von moralischem, sozialen Verhalten haben (Roth, 1971, S. 478).

In der Literatur wird auch die Kompetenzdefinition von Franz Emanuel Weinert, der die Entwicklungspsychologie und Pädagogische Psychologie maßgeblich beeinflusst hat, häufig erwähnt. Die Kompetenzdefinition von Weinert wird von Erpenbeck und von Rosenstiel als bedeutendes Vermächtnis beschrieben, das sich durch seine Beständigkeit auszeichnet (Erpenbeck et al., 2017, S. XXI). Auch Winther nimmt in ihrem Werk „Kompetenzmessung in der beruflichen Bildung“ die Begriffsdefinition von Weinert auf (Winther, 2010, S. 21). Weinert schreibt: „Dabei versteht man unter Kompetenzen die bei Individuen verfügbaren oder durch sie erlernbaren kognitiven Fähigkeiten und Fertigkeiten, um bestimmte Probleme zu lösen, sowie die damit verbundenen motivationalen, volitionalen und sozialen Bereitschaften und Fähigkeiten, um die Problemlösungen in variablen Situationen erfolgreich und verantwortungsvoll nutzen zu können.“ (Weinert, 2014, S. 27–28). Diese Definition besitzt in ihrem Kern eine multidimensionale Problemlösungsfähigkeit und lehnt sich an ein kognitionspsychologisches Kompetenzverständnis an (Euler, 2020, S. 211). Weinert, der sich mit der Kompetenzmessung in Schulen beschäftigt, betont, dass Kompetenzen messbar sein müssen und sich dabei an vergleichbaren Maßstäben orientieren sollten. Für diese

Vergleichbarkeit schlägt Weinert vor, den „vieldeutigen Leistungsbegriff generell durch das Konzept der Kompetenz zu ersetzen“ (Weinert, 2014, S. 27). Die vorgeschlagene Kompetenzdefinition wird weiter ausgeführt: Mit Blick auf die schulische Bildung beschreibt Weinert fachliche Kompetenzen, die sich auf physikalische, fremdsprachliche oder auch auf musikalische Art darstellen. Weiter gibt es nach Weinert fachübergreifende Kompetenzen, die eine Problemlösung ermöglichen und die Teamfähigkeit in den Fokus nehmen. Zuletzt wird die Handlungskompetenz genannt, die immer auch kognitive, soziale, motivationale, volitionale und oft moralische Kompetenzen enthält. Diese Handlungskompetenz erlaubt es den Schüler:innen, erworbene Kenntnisse und Fertigkeiten in den unterschiedlichsten Lebenssituationen erfolgreich und verantwortungsvoll zu nutzen (Weinert, 2014, S. 28). Es zeigt sich, wie mannigfaltig der Begriff der Kompetenz ist. Um den Begriff weiter zu schärfen finden eine Abgrenzung zu ähnlichen Begriffen statt.

Der Begriff der Kompetenz ist an dieser Stelle von einem verwandten, jedoch deutlich abzugrenzenden Begriff zu unterscheiden: der Qualifikation. Begriffe wie Qualifikation und Schlüsselqualifikation sind in den 1960er-Jahren aufgekommen und dominierten lange die berufliche Bildung. Oft werden diese zwei Begriffe, Kompetenz und Qualifikation, im gleichen Kontext und nahezu synonym verwendet. Mit der Orientierung an Qualifikationen und Schlüsselqualifikationen versuchte man bereits vor rund 50 Jahren, den sich wandelnden Anforderungen einer sich schnell wandelnden Arbeitswelt zu begegnen. Es reichte schon damals nicht mehr aus, lediglich tätigkeitsgebundene Fertigkeiten und Fähigkeiten auszubilden sondern es bedarf „dringlicher Flexibilisierung von beruflicher Aus- und Fortbildung“ (Edelmann & Trippelt, 2007, S. 130). Diese Flexibilisierung in der Ausbildung wurde damals von Dieter Mertens aufgeworfen, der die Veränderungen und auch die Unvorhersehbarkeit in der Dynamik zukünftiger Anforderungen an die Arbeitnehmer:innen auf dem Arbeitsmarkt deutlich herausstellte und deshalb die Ausbildung nach Schlüsselqualifikationen präferierte. Er schrieb 1974 in einem Sonderdruck der Zeitschrift „Mitteilungen aus der Arbeitsmarkt- und Berufsforschung“: „Schließlich sollte der Kanon der Bildungsinhalte lediglich in flexible, weite Spielräume offenlassende Vorschriften gefasst sein.“ (Mertens, 1974, S. 39) Mertens definierte eine Schlüsselqualifikation als „spezifische Voraussetzung für eine Wirklichkeitsbewältigung durch den einzelnen in einer rationalen, humanen, kreativen flexiblen und multi-operationalen Welt“ (ebenda). Er beschreibt hierzu vier Typen von Schlüsselqualifikationen. Erstens die Basisqualifikationen. Dies sind Qualifikationen, die einen Menschen zu „logischem, analytischem, kritischem, strukturierendem, dispositivem, kooperativem, konstruktivem, konzeptionellem, dezisionistischem, kreativem und kontextuellem Denken und Verhalten“ verleiten (Mertens, 1974, S. 40). Die zweite Schlüsselqualifikation, die Horizontalqualifikation, zielt auf eine Horizonterweiterung des Lernenden ab. Diese Schlüsselqualifikation ermöglicht es, ein Verständnis über den Charakter von Informationen zu erlangen und diese gezielt zu gewinnen, zu verstehen und zu verarbeiten (Mertens, 1974, S. 41). Die dritte und vierte Schlüsselqualifikation der „Breitenelemente“ und „Vintage-Faktoren“ sind keine klassischen, übergeordneten Schlüsselqualifikation, sondern spezielle Kenntnisse und Fertigkeiten, die für den Beruf erforderlich sind. Mertens nennt Beispiele wie unterschiedliche mathematische Messtechniken, der Arbeitsschutz in Betrieben oder auch die Maschinenwartung (Mertens, 1974, S. 42). Der Vintage-Faktor soll die Kluft zwischen dem Wissenstand langjähriger („alter“) und neuer („junger“) Arbeitenden überbrücken. Diese Qualifikation zielt auf die „Verringerung der Leistungsdifferenzen zwischen den Generationen“ ab (Mertens, 1974, S. 42).

In Anbetracht dieser Definition lässt sich der Unterschied zwischen Qualifikation und Kompetenz darin erkennen, dass Qualifikationen als allgemein einsetzbare Fähigkeiten für verschiedene Berufe gelten, während Kompetenzen eher spezifisch ein Fach oder eine Methode im Kontext eines bestimmten Berufes beschreiben.

4.4 Operationalisierung des Kompetenzbegriffes anhand des Kompetenzstrukturmodells nach dem DQR

Um den Begriff weiter handhabbar und für die Entwicklung einer Abschlussprüfung greifbar zu machen, wird nun eine weitere Definition angestrebt, indem folgend ein Einblick in den Kompetenzbegriff des DQR gegeben wird.

Der Deutsche Qualifikationsrahmen (DQR) setzt die Empfehlungen des Europäischen Parlaments und des Rates zur Erreichung eines Europäischen Qualifikationsrahmens für lebenslanges Lernen (EQR) in Deutschland um. In der Zeit von 2006 bis 2008 führten das Bundesministerium für Bildung und Forschung (BMBF) und die Ständige Konferenz der Kultusminister der Länder in der Bundesrepublik Deutschland (KMK) den Deutschen Qualifikationsrahmen für lebenslanges Lernen ein (Bund-Länder-Koordinierungsstelle für den Deutschen Qualifikationsrahmen für lebenslanges Lernen, 2013, S. 9). Mit diesem Schritt wollten die Akteure unter anderem die Orientierung der Qualifikationen an Kompetenzen fördern (Bund-Länder-Koordinierungsstelle für den Deutschen Qualifikationsrahmen für lebenslanges Lernen, 2013, S. 10). Im Jahr 2024 wurde dann eine Evaluation dieses europäischen Qualifikationsrahmens publiziert. Darin wurde evaluiert, welchen Nutzen und welche Erfolge die Einführung des EQR mit sich gebracht hat."The 2017 EQF Recommendation has strengthened the EQF and given a new boost to its implementation. The EQF is a well-established reference point that is widely accepted among institutions working with qualifications. The EQF has clear practical value for stakeholders working with qualifications, but its relevance and further potential purpose is still not sufficiently clear to the broader public" (European Commission, 2024, S. 3).

Der DQR beschreibt einerseits acht Niveaustufen der Kompetenz, andererseits operationalisiert er den Kompetenzbegriff in sogenannte Kompetenzkategorien. Die Tabelle 4.1 mit dem Titel: „Darstellung des Kompetenzbegriffes nach dem DQR zeigt die Systematik. Diese Kategorien unterteilen sich in einerseits die Fachkompetenz und andererseits die Personale Kompetenz. Diese zwei übergeordneten Kompetenzen werden dann wiederum in Kompetenzbereiche aufgeteilt (s. Tabelle 4.1). Es entsteht eine „Vier-Säulen-Struktur“. Im DQR- Handbuch von 2013 heißt es dazu: „Die Vier-Säulen-Struktur wurde gewählt, um Handlungskompetenz in allen ihren Aspekten angemessen abzubilden.“ (Bund-Länder-Koordinierungsstelle für den Deutschen Qualifikationsrahmen für lebenslanges Lernen, 2013, S. 14)

Tabelle 4.1 Darstellung des Kompetenzbegriffes nach dem DQR

Deutscher Qualifikationsrahmen für lebenslanges Lernen			
Kompetenzkategorien			
Fachkompetenz		Personale Kompetenz	
Kompetenzbereiche			
Wissen	Fertigkeit	Sozialkompetenz	Selbständigkeit
Subkategorien			
Tiefe Breite	Instrumentelle Fertigkeit Systemische Fertigkeit Beurteilungsfähigkeit	Team- und Führungsfähigkeit Mitgestaltung Kommunikation	Eigenständigkeit und Verantwortung Reflexivität Lernkompetenz

Die erste Kompetenzkategorie ist die Fachkompetenz. Sie besteht aus den Kompetenzbereichen des Wissens und der Fertigkeit, die im DQR die Gesamtheit der Fakten, Grundsätzen und Theorien, die durch Lernen und Verstehen im Lern- und Arbeitsbereich durch den Lernenden erworben worden sind, beschreiben. Das Fachwissen bezeichnet laut DQR Fakten-, Regel- oder auch Begründungswissen (Bund-Länder-Koordinierungsstelle für den Deutschen Qualifikationsrahmen für lebenslanges Lernen, 2013, S. 14). Dieses Wissen kann einerseits in „der Tiefe“ erworben worden sein – also durch ein detailliertes Durchdringen eines einzelnen Themenbereichs – oder andererseits in „der Breite“, was bedeutet, dass viele verschiedene Wissensbereiche erschlossen wurden (Bund-Länder-Koordinierungsstelle für den Deutschen Qualifikationsrahmen für lebenslanges Lernen, 2013, S. 16). Fertigkeit meint im DQR die Fähigkeit, das erworbene Wissen auch anzuwenden, um sowohl Situationen und Aufgaben als auch Probleme im beruflichen Kontext erfolgreich ausführen und lösen zu können. Die Fertigkeit als Ergebnis von Lernen und Praxis kann in drei unterschiedliche Aspekte aufgeteilt werden (Bund-Länder-Koordinierungsstelle für den Deutschen Qualifikationsrahmen für lebenslanges Lernen, 2013, S. 14). Die Instrumentelle Fertigkeit kommt dann zum Tragen, wenn Methoden oder auch Hilfsmittel in einer beruflichen Situation zur Anwendung kommen – das bezieht sich sowohl auf die Anwendung von Geräten als auch das Anwenden von Theorien und Ideen. Beispiele für diese praktische Fertigkeit können Geschicklichkeit und die korrekte Verwendung von Werkzeugen sein (Bund-Länder-Koordinierungsstelle für den Deutschen Qualifikationsrahmen für lebenslanges Lernen, 2013, S. 16). Ist die Instrumentelle Fertigkeit gegeben, kann eine Systemische Fertigkeit entstehen, bei der die Einschätzung und der adäquate Umgang mit komplexen Situationen im Vordergrund stehen, durch deren Bewältigung wieder neue Fähigkeiten generiert werden können. Die Systemische Fertigkeit wird nicht als praktische, sondern kognitive Fertigkeit beschrieben und kann mit logischem, intuitivem und kreativem Denken im Verbindung gebracht werden (Bund-Länder-Koordinierungsstelle für den Deutschen Qualifikationsrahmen für lebenslanges Lernen, 2013, S. 16). Eine dritte Fertigkeit, die ebenfalls im Bereich der Kognition anzusiedeln ist, ist die Beurteilungsfähigkeit. Beurteilungsfähigkeit bedeutet, Situationen sowie deren Ergebnisse anhand von „relevanten Maßstäben zu vergleichen und auf dieser Grundlage zu bewerten“ (Bund-Länder-Koordinierungsstelle für den Deutschen Qualifikationsrahmen für lebenslanges Lernen, 2013, S. 16).

Betrachtet man nun die zweite Kompetenzkategorie, die Personale Kompetenz, lässt diese sich, wie die Fachkompetenz, in zwei Kompetenzbereiche aufteilen. Als ersten Teilbereich der Personalkompetenz umfasst die Sozialkompetenz die Fähigkeit, mit anderen Kolleg:innen zielorientiert zusammenzuarbeiten. Soziale Kompetenz befähigt dazu, die Situation anderer Menschen zu erfassen und sich auf rationale und verantwortungsbewusste Weise mit ihnen auseinanderzusetzen. Sozial kompetente Menschen gestalten ihre eigene Arbeits- und Lebenswelten aktiv mit (Bund-Länder-Koordinierungsstelle für den Deutschen Qualifikationsrahmen für lebenslanges Lernen, 2013, S. 14). Sie sind in der Lage, in einer Gruppe kooperativ zu arbeiten und gemeinsame Ziele zu erreichen.

Wenn es nötig ist, können sie aber auch Führungsverantwortung übernehmen, indem sie auf zielführende und konstruktive Weise steuernd und richtungsweisend auf andere Mitarbeiter:innen einwirken (Bund-Länder-Koordinierungsstelle für den Deutschen Qualifikationsrahmen für lebenslanges Lernen, 2013, S. 16). Können Menschen Informationen verständlich zwischen Gruppen und Personen austauschen, bezieht sich dies auf die Subkategorie „Kommunikation" (Bund-Länder-Koordinierungsstelle für den Deutschen Qualifikationsrahmen für lebenslanges Lernen, 2013, S. 16).

Der letzte Kompetenzbereich, welcher die Personale Kompetenz operationalisiert, nennt der DQR „Selbständigkeit". Wer selbständig ist, kann eigenständig und verantwortlich handeln sowie sein eigenes und das Handeln anderer reflektieren. Durch dieses reflektierte, selbständige Handeln kann die Handlungsfähigkeit des Einzelnen weiterentwickelt werden (Bund-Länder-Koordinierungsstelle für den Deutschen Qualifikationsrahmen für lebenslanges Lernen, 2013, S. 14). Menschen, die ohne Hilfe von außen, eigenständig angemessene Entscheidungen treffen können und dabei die Verantwortung für ihr Handeln tragen, sind nach Definition dieser Subkategorien selbständig. Teil dieses Prozesses ist auch, durch verschiedene Erfahrungen zu lernen, jedoch nur, wenn diese kritisch reflektiert werden und dabei eine realistische Einschätzung der eignen Kompetenzentwicklung entsteht (Bund-Länder-Koordinierungsstelle für den Deutschen Qualifikationsrahmen für lebenslanges Lernen, 2013, S. 16).

Zusammenfassend kann die Definition der Kultusministerkonferenz als die Bereitschaft und Befähigung des Einzelnen beschrieben werden, sich in beruflichen, gesellschaftlichen und privaten Situationen sachgerecht, durchdacht sowie individuell und sozialverantwortlich zu verhalten. Handlungskompetenz entfaltet sich in den Dimensionen von Fachkompetenz, Selbstkompetenz und Sozialkompetenz. Methodenkompetenz und kommunikative Kompetenz werden als Bestandteile der benannten Kompetenzen betrachtet (Kaufhold & Wyland, 2024, S. 323).

Dieser nun deskriptiv betrachtete und operationalisierte Kompetenzbegriff des DQR, der sich in zahlreiche weitere Kompetenzen aufteilt, kann nun auf unterschiedliche Niveaustufen angehoben werden – wie bereits beschrieben definiert der DQR hier acht Niveaustufen. Laut einer Publikation des Bundesministeriums für Bildung und Forschung kann der Beruf der Anästhesietechnischen Assistenz auf der Niveaustufe 4 verortet werden (Bund-Länder-Koordinierungsstelle für den Deutschen Qualifikationsrahmen für lebenslanges Lernen, 2024, S. 23). Das Niveau 4 beschreibt Kompetenzen, die zur selbständigen Planung und Bearbeitung von Aufgaben im beruflichen Kontext benötigt werden. Insgesamt werden acht Niveaustufen beschrieben. Vom niedrigsten Niveau: den Kompetenzen zur Erfüllung einfacher Anforderungen bis hin zum höchsten Niveau den Kompetenzen zur Gewinnung von wissenschaftlichem Wissen. Die Kenntnis der Niveaustufen ermöglicht nun eine genauere Operationalisierung der Kompetenzbereiche von Wissen und Fertigkeiten, indem das aktuelle DQR-Handbuch herangezogen und zitiert wird. In diesem heißt es, dass ein „vertieftes allgemeines Wissen" in einem beruflichen Tätigkeitsfeld notwendig sei und über ein „breites Spektrum an den kognitiven und praktischen Fertigkeiten" verfügt werden müsse, um zu ermöglichen, selbständig Aufgaben und Probleme zu lösen. Die Sozialkompetenz und die Selbständigkeit können dahingehend konkretisiert werden, dass die Arbeit in Gruppen „mitgestaltet" werden muss und Sachverhalte „umfassend kommuniziert" werden müssen. Die selbständige und verantwortungsbewusste Reflexion von Arbeitszielen ist ein zentrales Kriterium für Selbständigkeit (Bund-Länder-Koordinierungsstelle für den Deutschen Qualifikationsrahmen für lebenslanges Lernen, 2013, S. 18).

4.5 Kompetenzmessung in der beruflichen Bildung

Es muss gelingen, die Prüfung der Kompetenz vergleichbar zu machen. Das bedeutet, dass sie zuverlässig dazu beiträgt, Unterschiede im Kompetenzniveau von Personen aufzuzeigen. Es braucht also ein diagnostisches Verfahren, mit dem die Handlungskompetenz im Sinne von Wissen, Fertigkeit, Sozialkompetenz und Selbständigkeit dargestellt werden kann, sodass aufbauend darauf Auszubildende miteinander verglichen werden können. Diese diagnostischen Verfahren oder auch Kompetenzmessverfahren sind in der beruflichen Bildung bereits für einige Berufe vorhanden. Die Messung von Kompetenzen ist jedoch laut aktueller Studienlage schwierig.

Gründe für die hohe Komplexität der Kompetenzmessung geben die Autoren Erpenbeck, von Rosenstiel, Groter und Sauter an. Eine Kompetenzmessung gelingt nur, wenn dieser ein klares Kompetenzverständnis zugrunde gelegt wird. Ein Kompetenzmessverfahren muss dann eine solche Kompetenz messen. Erpenbeck et al. schreiben: „So gibt es Verfahren, die Kompetenzen vorwiegend als Persönlichkeitseigenschaften (im Sinne der Motivations- und Persönlichkeitspsychologie) auffassen (p), solche, die Kompetenzen als Arbeits- und Tätigkeitsdispositionen im Sinne von Tätigkeitspsychologie und Arbeitspsychologie betrachten (a), solche, die Kompetenzen als fachbetonte Qualifikationen im Sinne von kognitiver oder pädagogischer Psychologie beschreiben (f) und solche, die Kompetenzen als soziale Kommunikationsvoraussetzungen im Sinne von

Sozial- und Kommunikationspsychologie verstehen (s)." (Erpenbeck et al., 2017, S. XXVI). Ein weiterer Aspekt ist, wissenschaftliche Gütekriterien der Sozialforschung an die Messinstrumente anzulegen und so deren Wissenschaftlichkeit zu beweisen. Die Objektivität einer Kompetenzmessung kann dabei nur bedingt erfüllt werden, da die Interpretation der erhobenen Daten in den Sozialwissenschaften von den Personen abhängt, die die Auswertung vornehmen (Erpenbeck et al., 2017, S. XXXIII). Die Reliabilität einer Kompetenzmessung beweist, dass auch bei Wiederholungen oder parallelen Erhebungen des Kompetenzmessverfahrens die Ergebnisse gleich respektive konsistent sind (Erpenbeck et al., 2017, S. XXXIII). Die Validität einer Kompetenzmessung zeigt den Umfang, in dem das Instrument auch tatsächlich die Größe an Kompetenz erfasst, die sie erfassen soll (Erpenbeck et al., 2017, S. XXXIII). Valide Instrumente messen, was sie auch messen sollen. Hier die Ausprägung einer Kompetenz. Diese Gütekriterien sind laut der Autoren, höchstens in einem erweiterten Verständnis auf Kompetenzmessverfahren anzuwenden. Der Grund ist, dass sich Kompetenz, wie auch immer sie vom jeweiligen Fachbereich definiert und operationalisiert werden, nur schlecht in Zahlenwerte (Ordinalskaliert, Intervallskaliert oder Verhältnisskala) fassen lässt. „Wo wir Kompetenzen nicht ausmessen können, sind wir doch oft gezwungen, Handlungen und Handelnden Kompetenzen zuzumessen. Hinzu kommt, dass es nicht unbedingt die methodisch exakten Verfahren sind, die sich in der beruflich – betrieblichen, sozialpädagogischen oder schulischen Praxis durchgesetzt haben." (Erpenbeck et al., 2017, S. XXXIII)

Im Zuge der Literaturreche ließen sich zwei große Metastudien finden, die sich mit dem aktuellen Forschungsstand der Kompetenzmessung und unterschiedlichen Instrumenten in der beruflichen Bildung auseinandersetzen. Britta Rüschoff, die sich auf die Erfassung qualitativer Daten in der Psychologie spezialisiert hat, publizierte 2019 ihre systematische Übersichtsstudie mit dem Titel „Methoden der Kompetenzerfassung in der beruflichen Erstausbildung in Deutschland", in welcher sie 58 Publikationen untersuchte (Rüschoff, 2019, S. 14). Die meisten dieser Publikationen und Methoden der Kompetenzerfassung beziehen sich auf die Kaufmännischen Berufe. In nur insgesamt 13 % aller betrachteten Veröffentlichungen in dieser Studie von Rüschoff werden Berufe wie die der Medizinischen Fachangestellten und Altenpfleger betrachtet (Rüschoff, 2019, S. 15–16). In den eingeschlossenen Studien werden „klar abgrenzbare (Teil-)Kompetenzen betrachtet" und gemessen. Grund hierfür ist, dass „viele der umfassend angelegten Kompetenzdefinitionen nicht für [...] eine Kompetenzmessung konzipiert sind" (Rüschoff, 2019, S. 18). Auch stellt Rüschoff, wie bereits Erpenbeck et al., fest, dass die Validität der meisten Instrumente „unterrepräsentiert" ist (Rüschoff, 2019, S. 25). Das Ergebnis der Studie zeigt, dass die wissenschaftlichen

Güterkriterien bei den meisten der betrachteten Instrumente nur gering ausgeprägt sind. Kompetenz lässt sich, laut dieser Studie, nicht zweifelsfrei diagnostizieren. Grund hierfür ist, dass viele Instrumente noch auf der Entwicklungs- und Erprobungsstufe stehen (Rüschoff, 2019, S. 28).

Eine zweite Studie, die sich ebenfalls mit Instrumenten der Kompetenzerfassung beschäftigt, fokussiert den europäischen Vergleich von Kompetenzmessverfahren. Die Studie von Velten und Schranz wurde 2021 publiziert. Sie ist eine Weiterführung der Studie von Rüschhoff und erweitert sie um die Aspekte des europäischen Kontextes. Die in der Studie berücksichtigte Literatur, die hauptsächlich aus den letzten zehn Jahren stammt, zeigt, dass im europäischen Kontext die wissenschaftlichen Auseinandersetzung mit Kompetenzmessverfahren erst in diesem Zeitraum deutlich zugenommen hat (Velten & Schratz, 2021, S. 22). Die meisten eingeschlossenen Studien und Instrumente zeigen, dass keine einheitliche „zufriedenstellende Definition" oder „theoretische Einordnung" des Kompetenzbegriffes der Studie zu Grunde gelegt wird (Velten & Schratz, 2021, S. 30). Dies macht eine Kompetenzmessung schwierig, da unterschiedliche Arten der Messinstrumente zur Verfügung stehen, welche wiederum unterschiedliche Methoden der Datenerfassung besitzen. Dies sind Instrumente der Beobachtung, der Befragung sowie der Leistungstests aufzuführen (Velten & Schratz, 2021, S. 33). Beobachtungsverfahren sind unter anderen die typischen praktischen Prüfungen, die Betrachtung einer Performance oder auch simulierte Arbeitsproben. In der modernen Didaktik werden mittlerweile auch Eyetracking-Brillen verwendet, die die Bewegungen und die Blickrichtung und -fokussierung dokumentieren. Dies hilft die fokussierte Aufmerksamkeit der Lernenden zu erfassen. Es kann ergründet werden wohin der Lernenden blickt und auf welche Aspekte und Gegenstände sich der Lernende fokussiert. Die Befragungsmethoden werden mittels Fragebögen, Selbsteinschätzung oder auch Interviews realisiert. Beurteilungsbögen kommen vor allem bei der Diagnostik der sozialen und methodischen Kompetenz zur Anwendung (Velten & Schratz, 2021, S. 34). Leistungstests werden am häufigsten in Form von Multiple-Choice-Tests auf Papier durchgeführt (ebenda). In den eingeschlossenen Veröffentlichungen sind genau diese traditionellen Ansätze der Kompetenzmessung sowie Fragebögen zur Selbsteinschätzung und Methoden der Fremdeinschätzung dominant (Velten & Schratz, 2021, S. 38). Die Autorinnen dieser Studie zeichnen ein „ernüchterndes Bild" in Bezug auf die Kompetenzmesssysteme: Es dominieren lediglich die Evaluation einzelner Teilkompetenzen oder die Wirksamkeitsprüfung einer Trainingsmaßnahme. Es werden eher traditionelle Ansätze der Kompetenzmessung genutzt, beispielsweise in Form papierbasierter Tests oder Fragebögen (Velten & Schratz, 2021, S. 45).

4.6 Erstes Zwischenfazit

Kompetenzorientierung kann für diese Arbeit einerseits als die Orientierung an den Kompetenzen definiert werden, die aus den Ordnungsmitteln – also insbesondere der Ausbildungs- und Prüfungsverordnung – verpflichtend hervorgehen und überprüft werden müssen. Anderseits lässt sich aus einer didaktischen Betrachtungsweise heraus das Ziel fassen, eine Verzahnung von Wissen und Handeln sowie von Reflexion und Aktion zu erreichen (Euler, 2020, S. 206). Auch wenn es zahlreiche Kritikpunkte an der Kompetenzorientierung gibt, die von einer „Unfreiheit" sowie einem unreflektierten oder inflationären Gebrauch dieses Begriffes ausgehen (Kühl, 2018, S. 31; Wiechmann, R. & Bandler, H.-J., S. 31), so ist die Kompetenzorientierung in der Ausbildung notwendig, da sich in den nächsten Jahren sowohl die Gesundheitsversorgung als auch die Weiterentwicklung der Versorgungsprozesse stetig verändern werden (Kaufhold & Wyland, 2024, S. 320). Eine Kompetenz wird in dieser Arbeit operationalisiert also in seine Einzelteile aufgeteilt und messbar dadurch gemacht, indem Wissen, Fertigkeiten, Sozialkompetenz und auch Selbständigkeit gezielt in der Abschlussprüfung abgeprüft werden. Deswegen orientiert sich diese Arbeit an dem Kompetenzbegriff des DQR und an dem Verständnis von Roth, der neben Fachkompetenz, Selbstkompetenz und Sozialkompetenz auch Methodenkompetenz und kommunikative Kompetenz aufnimmt (Kaufhold & Wyland, 2024, S. 232; Roth, 1971, S. 448). Kompetenzorientierung wird in dieser Arbeit als ein kognitionspsychologisches Konzept definiert, das anerkennt, dass sich eine Kompetenz aus dem Zusammenschluss mehrerer Komponenten ergibt. Es sind erlernbare kognitive Fähigkeiten.

Für diese Arbeit lässt sich daher festhalten, dass das Messverfahren weiterhin die schriftliche Klausur sein muss. Dafür muss die Klausur an wissenschaftlichen Gütekriterien ausgerichtet werden, sodass ein Mindestmaß an Validität, Objektivität und Reliabilität gewährleistet wird. Vor diesem Hintergrund ist jedoch der Begriffswechsel hin zur Kompetenzdiagnostik oder Kompetenzmodellierung vorzunehmen, da der Begriff „Messung" eine objektive Erfassbarkeit suggeriert, die nicht gegeben sei kann (Kaufhold & Wyland, 2024, S. 333).

5 Theoretischer Rahmen-Fallorientierung in der beruflichen Bildung?

In diesem Abschnitt wird nun der zweite Aspekt des theoretischen Rahmens dargestellt. Es konnte aufgezeigt werden, dass die Abschlussprüfung respektive die Klausur ein definierter und operationalisierter Kompetenzbegriff zugrunde gelegt werden muss, damit diese Klausur als Kompetenzmessinstrument funktioniert. Jedoch geht aus den Ordnungsmitteln hervor, dass die Abschlussprüfung auch eine Fallorientierung beinhalten muss, daher soll an dieser Stelle der theoretische Rahmen geweitet und der Themenkomplex des Falls und der Fallorientierung aufgegriffen werden (Igl, 2023, S. 286). Es soll gezeigt werden, welches Fallverständnis in dieser Arbeit angelegt wird, und welche Fälle sich für die schriftlichen Abschlussprüfungen eignen. Dieses Kapitel steigt tief in die Thematik ein und stellt sowohl Gütekriterien als auch Anhaltspunkte für konkrete Inhalte eines Prüfungsfalls vor.

Die Arbeit mit Fällen ist wie das kompetenzorientierte Arbeiten kein neues Phänomen in der beruflichen Bildung. Schon immer haben Lehrende „Geschichten" im Unterricht erzählt, um den Lernenden komplexe Sachverhalte oder spannende Pflegephänomene zu verdeutlichen. Hundenborn schreibt 2007 in ihrem Werk „Fallorientierte Didaktik in der Pflege", dass sie selbst den Satz „Können Sie das an einem Beispiel erklären?" als Lehrende oft gehört habe (Hundenborn, 2007, S. 4). Dieses Vorgehen, dass Lehrende individuell von beispielsweise eigenen Erfahrungen berichten, hat sich mit der Zeit zur Arbeit mit Fällen in den Unterrichten der beruflichen Bildung weiterentwickelt. Darüber, was einen Fall genau definiert, herrscht Uneinigkeit. Dies lässt das Arbeiten mit Fällen undurchsichtig erscheinen und führt zu Verständnisproblemen, kritisiert Hundenborn (Hundenborn, 2007, S. 35). In der durchgeführten Literaturrecherche ließen sich zahlreiche Begriffe finden: Fallmethode, Falldialog, Fallvignette, Fallbericht, Fallsituation, Fallarbeit, Fallanalyse, Fallbesprechung, Fallsimulation, Fallausschnitt, Einzelfallstudie oder Forschungsstudie und noch viele weitere.

S. Uphoff, *Die kompetenz- und fallorientierte ATA-Abschlussprüfung*, BestMasters, https://doi.org/10.1007/978-3-658-50433-5_5

Diese zahlreichen Begriffe werden nach Aussagen von Hannelore Muster-Wäbs (Diplom- Handelslehrerin), Alfred Ruppel (Fachseminarleiter an der Beruflichen Schule im Landesinstitut Hamburg) und Kordula Schneider (Professorin für Pflegepädagogik) teilweise synonym verwendet und oftmals sind sie abhängig von der jeweiligen wissenschaftlichen Disziplin, von der sie angewendet und damit auch definiert werden (Muster-Wäbs et al., 2017, S. 20).

Abgesehen von dieser zunehmenden sprachlichen Unklarheit gibt es ein starkes Plädoyer für die Fallorientierung und für die Arbeit mit Fällen. Michiel R. Leenders (Professor at the Richard Ivey School), Louise A. Mauffette-Leenders (College Jean-de-Bréberuf) und James A. Erskine (Operation Mangement at the Richard Ivey School of Business) weisen darauf hin, dass die Arbeit mit Fällen den Lernenden die Möglichkeit eröffnet, in unterschiedliche berufsbezogene Rollen zu schlüpfen und dabei „spezielle Zuständigkeiten" zu erleben. Sie werden dadurch stärker in fiktive Entscheidungsprozesse involviert und können so einen gewissen Handlungsdruck (in der theoretischen Handlungssituation im Unterricht) nachempfinden, um dann Lösungen miteinander zu vergleichen. „The case methode provides an opportunity to bekome deeply involved in decisions actually faced by real people in real organisations, to take ownership, to feel the pressure, to recognize the risks, and to expose one's ideas to those of other" (Leenders et al., 2001, S. 5). Diese Methode hat wichtige Folgen für das berufliche Handeln. Die Lernenden werden dazu befähigt, in zukünftigen Aufgaben effektiv Entscheidungen treffen zu können, was ihnen im Arbeitsalltag einen entscheidenden Vorteil verschafft. Die Autoren beschreiben weiter: "It is the cumulative impact of these different case challenges that will permit students to take on future tasks knowing that the process of tackling decisions effectively has become a major personal asset" (Leenders et al., 2001, S. 6) it is the cumulative impact of these different case challenges that will permit students to take on future tasks knowing that the process of tackling decisions effectively has become a major personal asset" (Leenders et al., 2001, S. 6).

5.1 Darstellung des Fallbegriffs

Der Begriff des Falls und zahlreiche verwandte Bezeichnungen weisen eine hohe Definitionsvielfalt auf und sind geprägt von unterschiedlichen Auffassungen der jeweiligen Autor:innen und Berufen (Hundenborn, 2007, S. 36). „Die Spannbreite dessen, was als Fall gelten kann, muss angesichts der vielfältigen Bezugsfelder der Kasuistik nicht überraschen", schreibt Pieper in ihrem Herausgeberwerk im Jahr 2014 (Pieper et al., 2014, S. 9). Die Kasuistik bezeichnet die Arbeit an und mit Fällen und findet nahezu in jeder wissenschaftlichen Disziplin statt (Wittek et al., 2021, S. 7). Erich Kosiol war ein Professor für Betriebswirtschaftslehre und beschreibt, dass ein Fall „unmittelbar der realen Wirklichkeit" entnommen wird und so eine Darstellung von konkreten Situationen, einzelnen Tatsachen, Ansichten und Meinungen ist (Kosiol, 1957, S. 23). Die Voraussetzungen und Bedingungen der im Fall geschilderten Situation veranlassen den Lernenden dazu, eine Entscheidung zu treffen (Kosiol, 1957, S. 24). Fälle weisen „stets konkrete und spezifische Probleme von größter Praxisnähe" auf (Kosiol, 1957, S. 24). Ein Fall ist zeitlich und räumlich abgegrenzt und stellt einen Komplex dar (Flechsig, 1996, S. 64). Dieser Komplex besteht aus einer Abfolge konkreter Begebenheiten unterschiedliche Individuen betreffend, die in einem spezifischen situativ-geschichtlichen Kontext handeln (Steiner, 2004, S. 15 zit. nach Schrems, 2022, S. 14). Auch Wolfgang Staehle (Betriebswirt) beschreibt einen Fall als realitätsnahe Schilderung eines Problems, bei dem eine Entscheidung getroffen werden muss (Staehle, 1974, S. 117).

Der Ursprung der Arbeit mit Fällen im Unterricht geht auf das Jahr 1908 zurück. In der Harvard Business School wurde zum ersten Mal das damals sogenannte „Case-System" (engl. für „Fall-System") in der Lehre respektiv in einem Studium angewendet. Die damalige Intention, die zur Einführung dieses Case-Systems geführt hatte, zielte auf die Ausbildung der Lernenden für die berufliche Praxis ab und nicht bloß auf den Erwerb eines Abschlusses (Kaiser, 1976, S. 51). „Damit war die Grundlage für die Entwicklung der Fallmethode geschaffen, die bald zur vorherrschenden Lehrmethode an dieser Schule wurde", schreibt Kaiser in seinem Werk mit dem kurzen Titel „Entscheidungstraining" aus dem Jahre 1976. Die Fallstudie und die Fallstudienarbeit sind also Lehrverfahren – jedoch nicht ausschließlich, wie Kaiser konstatiert. Da die Lehrenden in fallbasierten Unterrichten oft in den Hintergrund treten, kann diese Form des Unterrichts auch als eine Lernmethode der Lernenden betrachtet werden (Kaiser, 1976, S. 56). Die Informationen, die mit einem Fall transportiert und so an die Lernenden weitergegeben werden können, können auch als Lehrstoff bezeichnet werden (Kaiser, 1976, S. 56).

Dieses Lehrverfahren ist bis heute gültig und als Fallstudienarbeit in vielen Schulen bekannt. In diesem didaktischen Ansatz wird von Kaiser beschrieben, dass am Anfang der Fallstudienarbeit eine Konfrontation mit einem Fall steht. Dieser Fall, der eine konkrete Situation aus dem beruflichen Leben darstellt, muss gelesen und verstanden werden (Kaiser, 1976, S. 58). Im Laufe ihres Berufes werden die Lernenden vor verschiedene berufliche Herausforderungen gestellt. Um dann entsprechende Entscheidungen treffen, also im Fall handeln zu können, müssen sie Strategien erlernen, wie sie Fakten sammeln und analysieren und Probleme erkennen und werten können. Es muss neues Wissen angeeignet und anschließend diskutiert werden. Am Ende steht im Optimalfall eine Entscheidung, die geschickt begründet und erfolgreich gegen Argumente verteidigt werden kann (Kaiser, 1976, S. 59). Ziel dieser von Kaiser beschriebenen Fallstudienarbeit ist es, dass die Lernenden mit beruflichen Situationen gut umgehen können, für aufkommende Probleme einen Lösungsweg finden und kompetent in ihrem Handeln sind (Kaiser, 1976, S. 59). Karl- Heinz Flechsig (Professor für Erziehungswissenschaften) sagt, dass die Fallmethode in erster Linie auf die Entwicklung von Handlungs- und Entscheidungskompetenz gerichtet ist (Flechsig, 1996, S. 65). Genau das, was Kaiser und später Flechsig hier als Ziel der Fallarbeit ausweisen, ist auch vom Juristen Igl, wie bereits in Kapitel 2 dieser Masterarbeit beschrieben, gefordert worden. Die Lernenden müssen zeigen, dass sie in anästhesiologischen komplexen Situationen handeln können. Dies bestätigt auch Kaiser mit Blick auf die Arbeit mit Fallstudien. Das Arbeiten mit Fällen sei in „besonderer Weise geeignet [..], komplexe gesellschaftliche Realitäten am Fall zu analysieren" (Kaiser, 1983, S. 17). Fälle eignen sich für die Konstruktion von schriftlichen Abschlussprüfungen, da sie komplexe berufliche Situationen abbilden und die Kompetenz der Lernenden überprüfen, in solchen Situationen angemessen handeln zu können.

5.2 Kritik an der Fallarbeit

Doch neben all den Vorteilen birgt die Fallarbeit auch eine Kritikpunkte. Eine Studie, die im Jahre 2020 in der Kölner Zeitschrift für Wissenschaft und Pädagogik publiziert worden ist und den Titel „Die Bedeutung von Fallstudien im Unterricht aus Sicht von Lehrkräften" trägt, kommt zu folgender Schlussfolgerung: Sie bestätigt zwar, dass sich die Fallstudienarbeit „besonders gut zur Förderung der beruflichen Handlungskompetenz" eignet, jedoch äußert sich hier auch klare Kritik, indem angemerkt wird, dass die Bedeutung für die Unterrichtspraxis unzureichend geklärt sei (Arndt & Pilz, 2020, S. 35). Laut den Autoren gibt es empirische Befunde, die zeigen, dass traditionelle Unterrichtsmethoden dominieren (Arndt & Pilz, 2020, S. 34) und vor allem eine Kombination aus dem typischen Frontalunterricht und Einzelarbeit einen Großteil der Unterrichtszeit in Anspruch nimmt. Auch wenn sich die Stichprobe der befragten Lehrenden auf die Wirtschaftspädagogik bezieht, lässt sich daraus trotzdem eine grobe Einschätzung ziehen, welchen Stellenwert die Fallstudienarbeit in der Berufspädagogik (ATA-Ausbildung) haben könnte. Wirtschafts- und Berufspädagogen sind sich dahingehen ähnlich, als dass sie sich beide mit beruflicher Bildung und Erziehung befassen. Deshalb können die Ergebnisse der Wirtschaftspädagogik auf die Berufspädagogik übertragen werden. Die meisten der insgesamt 176 Lehrenden, die mittels eines Onlinefragebogens befragt wurden, gaben an, dass ihnen die Fallstudienarbeit bekannt sei (92 %) (Arndt & Pilz, 2020, S. 43). Jedoch wird diese nur sporadisch von den Lehrenden der Stichprobe eingesetzt (Arndt & Pilz, 2020, S. 44). Bei nur 16,5 % der Lehrenden, die im Durchschnitt 15 Jahre Berufserfahrung hatten, kam die Fallstudienarbeit routinemäßig zum Einsatz (Arndt & Pilz, 2020, S. 45). Grund für die eher geringe Ausprägung an den unterschiedlichen Berufskollegen in Nordrein-Westfalen sei der hohe Zeitaufwand für die Vorbereitung und Umsetzung und der Mangel an öffentlich zugänglichen Fallstudienentwürfen (Arndt & Pilz, 2020, S. 56). An dieser Stelle muss angemerkt werden, dass dieser hohe Zeitaufwand bereits 1976 von Kaiser erkannt wurde: „Die didaktische Auswahl und Aufbereitung von Fällen ist eine so umfangreiche und aufwendige Arbeit, daß ein einzelner Lehrer kaum in der Lage ist, neben seiner ständigen Schularbeit didaktisch aufbereitetes Fallmaterial zu erstellen." (Kaiser, 1976, S. 139).

Auch wenn die Autoren ihren Ergebnissen keine Repräsentativität unterstellen, so zeigt die Arbeit doch ein wesentliches Problem auf: Wenn in einer schriftlichen Abschlussprüfungen Kompetenzen abgeprüft werden sollen und das kompetente Handeln in komplexen Situationen ersichtlich werden muss, dann eignen sich Fälle zwar dafür, jedoch nur, wenn die Lernenden es gewohnt sind, mit ihnen zu arbeiten – wie es in der Fallstudienarbeit vorgenommen wird. Diese Arbeit mit Fällen findet nach Aussagen von Arndt und Pilz mit Blick auf die kaufmännischen, berufsbildenden Schulen nur bedingt statt.

5.3 Fallvarianten nach Kaiser

Dass die Arbeit mit Fällen die Handlungskompetenz fördert, wurde vorangehend ausgeführt und belegt. Doch welche Arten von Fällen eignen sich, um damit eine schriftliche Abschlussprüfung zu gestalten? Zur Auswahl stehen vier unterschiedliche Methoden, nach denen ein Fall für eine Fallstudienarbeit geschrieben werden kann. Freilich gibt es in der Literatur noch weitere Einteilungen, nach denen Fälle geordnet werden können. Flechsig plädiert beispielsweise für eine Einteilung in Anwendungsfall, Beurteilungsfall, Entscheidungsfall Informationsfall, Problemlösungsfall und weitere (Flechsig, 1996, S. 68). Der Autor dieser Arbeit hält jedoch an der ursprünglichen Definition von Kaiser fest, um eine Schärfe in der Begrifflichkeit zu erzielen. Diese folgenden vier Fallvarianten gilt es zu beleuchten, damit für die Erstellung der Abschlussprüfung eine begründete, wissenschaftlich fundierte Aussage getroffen werden kann: welche Fallvariante den beschriebenen Ansprüchen der schriftlichen Abschlussprüfung gerecht wird.

5.3.1 Case-Incident-Methode

Diese Art von Fall präsentiert sich sehr lückenhaft, fragmentiert und unvollständig – denn im Vordergrund der Arbeit mit diesen Fällen stehen genau diese Lücken. Ziel ist es, dass diese Lücken von den Lernenden geschlossen werden. So erwerben die Lernenden bei der Fallbearbeitung die Kompetenz, fehlende Informationen zu erkennen und in die Informationsbeschaffung einzutauchen. Auch wenn diese Fallvariante äußerst zeitaufwendig ist, so wird sie doch von Kaiser als sehr praxisgerecht beschrieben, da es im Beruf häufig zu Situationen kommt, in denen nicht alle Informationen vorliegen (Kaiser, 1976, S. 54). Langwierig ist hier vor allem das Entwickeln und Erstellen von authentischen Unterrichtsmaterialen, aus denen die Lernenden die fehlenden Informationen heraussuchen können. In Bezug auf die ATA-Ausbildung wären dies zum Beispiel Unterlagen von Patient:innen, Laborbefunde, Narkoseprotokolle oder unterschiedlichste Vitalparameter. Da es jedoch primär um die Gewinnung der fehlenden Informationen für die Situations- und Problemanalyse geht, bleiben Lösungen und Entscheidungen des Falls außen vor (Hundenborn, 2007, S. 68). Ein Begriff, der immer wieder genannt wird, ist der des „Kurzfalls“. Der Begriff Kurzfall zielt auf die Länge des Falls ab. Fälle der Case-Incident- Methode können sehr kurz und knapp gehalten werden, da sie keine detaillierten Informationen beinhalten müssen. Hundenborn kritisiert beide Begriffe – sowohl Kurzfall als auch „Case-Incident“. Nach Aussage Hundenborns zielt der eine Begriff lediglich auf die Länge und der andere lediglich auf ein Ereignis des Falls ab. Dies sei so nicht ausreichend. Einen alternativen Begriff bietet Hundeborn in ihrem Werk jedoch nicht an. Die Autorinnen Juliane Dieterich, Doktor der Pflegepädagogik und Karin Reiber, Professorin für Erziehungswissenschaften, schlagen für diese Art von Fällen unterschiedliche Übungen und Aufgaben zur Informationssammlung und zur Bewertung dieser erlangten Informationen vor (Dieterich & Reiber, 2014, S. 59).

5.3.2 Case-Problem-Methode

Diese Variante geht einen Schritt weiter als die Case-Incident- Methode. Hier werden die Probleme konkret beschrieben und es bestehen keine Lücken mehr in der Informationssammlung. Ziel ist es nun, aus der Situationsanalyse heraus Probleme zu erkennen und eine Problemlösung sowie Entscheidungsfindung zu fokussieren (Hundenborn, 2007, S. 71). Kaiser beschreibt, dass die Probleme im Fall deshalb bereits ausführlich genannt und beschrieben werden, damit mehr Zeit für die Erfindung von unterschiedlichen Lösungsvarianten und dessen Diskussion bleibt (Kaiser, 1983, S. 54). Erwähnenswert ist hier, dass diese Fallvarianten nur bei komplexen Problemen angewendet werden sollen. Werden die Probleme offenkundig und allzu schnell von den Lernenden durchschaut, wirkt diese Fallstudie nicht. Aufgaben innerhalb dieser Fallbearbeitung zielen auf die Entwicklung von Lösungswegen und die Begründung der getroffenen Entscheidungen ab (Dieterich & Reiber, 2014, S. 59).

5.3.3 Case-Study-Methode

Die Case-Study-Methode ist, wie Kaiser und Hundenborn sagen, die klassische oder eigentliche „Harvard-Methode“ (Hundenborn, 2007, S. 70; Kaiser, 1976, S. 54). Hier handelt es sich um die ursprüngliche Methode aus dem Jahre 1908. Diese Art der Fälle sind sehr umfangreich, da nicht nur eine Fallschilderung erfolgt, sondern es auch oft weiteres Informationsmaterial beigefügt wird. Dieses Material ist bei dieser Methode unerlässlich, da es bei der Bearbeitung von Case-Study-Fällen um die Analyse des Tatbestandes und um das Erkennen von verborgenden Problemen geht (Kaiser, 1976, S. 54). Hundenborn bezeichnet diese Art von Fällen als komplex, da zunächst eine Situationsanalyse erfolgt, darauf eine Analyse von aktuellen und auch potenziellen Problemen folgt und am Schluss eine Entwicklung von Lösungen und begründeter Entscheidung dieser steht (Hundenborn, 2007, S. 70). Folglich sind die Aufgaben, die man in solchen Fällen stellt, auf die Problemanalyse sowie auf die Entwicklung von Lösungsvarianten und -entscheidungen abgestimmt (Dieterich & Reiber, 2014, S. 59).

5.3.4 Stated-Problem-Methode

In diesem Fall werden vollständig entwickelte Lösungsansätze und entsprechende Begründungen für ein dargestelltes Problem präsentiert. Die Lösungen werden nicht von den Lernenden selbst entwickelt, sondern sollen von ihnen beurteilt werden. Kaiser sagt, dass die im Fall geschilderten und getroffenen Entscheidungsstrukturen kritisch beurteilt werden müssen und bei Bedarf nach alternativen Entscheidungsmöglichkeiten gesucht werden muss (Kaiser, 1976, S. 54). Hundenborn konkretisiert, dass sich die Lernenden mit ihren eigenen Entscheidungspräferenzen und ihren Motiven auseinandersetzen müssen und dann im Anschluss mit den Akteur:innen im Fall vergleichen sollen (Hundenborn, 2007, S. 71). Die Aufgaben, die dazu von Dieterich und Reiber vorgeschlagen werden, zielen auf die kritische Bewertung von Problemlösungen und die Erarbeitung von alternativen Lösungen ab (Dieterich & Reiber, 2014, S. 59).

Leenders et al. zeigen in ihren Werken ein Raster auf, welches den Schwierigkeitsgrad von Fällen beschreibt: "The Case Difficulty Cube". Dieses Raster hat drei Determinanten, nach denen ein Fall eingeordnet werden kann. Eine analytische, eine konzeptuelle und eine präsentative Determinante. Ein Case-Study-Fall kann in allen drei Determinanten in eine hohe Stufe (Difficulty 1–3) eingeordnet werden. In der analytischen Dimension müssen die Lernenden, wie in Difficulty 3 beschrieben wird, „assess the situation“ also die Situation bewerten, sowie „identify problems, issues and challenges“ also Probleme und Herausforderungen identifizieren (Erskine et al., 2003, S. 43–44; Leenders et al., 2001, S. 34–35). Auch bei der konzeptuellen Determinante bewegt sich der Case-Study-Fall auf dem dritten Schwierigkeitsgrad. Hier müssen die Lernenden eine Vielzahl an bekannten Theorien oder Konzepte einsetzen Die Autor:innen beschreiben dies als „Application of a variety of those theories and concepts which might be relevant to the case“ (Erskine et al., 2003, S. 43–44; Leenders et al., 2001, S. 34–35). Auch die dritte, präsentative Determinate hat einen mittleren Schwierigkeitsgrad (Difficulty 2), denn Case-Study-Fälle können einen gewissen Grad an unorganisierten Situationen aufweisen, in denen Informationen nur schwer zu erlangen sind (Erskine et al., 2003, S. 43–44; Leenders et al., 2001, S. 34–35). Auch wenn sich diese Ausführungen der Autor:innen primär auf die große Makromethode der Fallstudienarbeit bezieht, kann ein Case-Study- Fall mit den genannten Gütekriterien und Merkmalen ebenfalls sehr zeitaufwendig sein – in seiner Analyse, aber auch in der Bearbeitung und im Niederschreiben der Ergebnisse. So muss in der Konzeption der Abschlussprüfung darauf geachtet werden, dass den zu Prüfenden ausreichend Zeit zur Fallbearbeitung und zum Lesen erhalten.

5.4 Falltypen, Fallarten und Fallsorten nach Muster-Wäbs, Ruppel und Schneider

Die Autor:innen Hannelore Muster-Wäbs, Alfred Ruppel und Kordula Schneider bieten in ihrem Werk „Lernen fallbezogen und problemorientiert gestalten", aus der Neuen Pädagogischen Reihe, eine Zusammenstellung zahlreicher Begriffe. Hierbei orientieren sie sich an unterschiedlichen Quellen. Um herauszufinden, welche Fallvariante, -art oder -typ sich für eine schriftliche Abschlussprüfung eignet, muss das Feld der Begrifflichkeiten erschlossen werden, welches nun folgend verkürzt dargestellt wird.

Die genannten Autor:innen unterscheiden zwei Falltypen. Zuerst nennen sie die offenen Fälle, die eine gezielte thematischen Schwerpunktsetzung beinhalten und so dem/der Lernenden eine Beurteilung, Entscheidung und Problemlösung im Fall abverlangen. Der/Die Lernende muss aktiv in den Fall eingreifen und Handlungen aufzeigen, um die Problemstellungen des Falls zu lösen (Muster-Wäbs et al., 2017, S. 21). Bei offenen Falltypen endet der Fall erst, wenn die Lernenden im Fall agieren, ihn lösen und sich reflektieren. Als Methode nennen die Autor:innen die oben bereits dargestellte Fallstudienarbeit nach Kaiser oder den Siebensprung nach Weber (Muster-Wäbs et al., 2017, S. 23)

Zweitens werden geschlossene Falltypen genannt, die sich durch einen an der Hermeneutik orientierenden Charakter auszeichnen. Der Schwerpunkt von geschlossenen Fällen liegt darauf, komplexe (Handlungs-/ Pflege-) Situationen wahrzunehmen und diese zu deuten. Diese Deutung kann mehrperspektivisch sein und die Sichtweise der unterschiedlichen Akteur:innen betreffen (Muster-Wäbs et al., 2017, S. 21). Bei geschlossenen Falltypen ist das Geschehen beendet und die Lernenden müssen den Fall interpretieren sowie sich und andere (Akteur:innen im Fall) verstehen. Als mögliche Methode nennen die Autor:innen hier beispielsweise die Ethische Reflexion nach Rabe (Muster-Wäbs et al., 2017, S. 23).

Unter dem Begriff der Fallarten klassifizieren die Autor:innen einerseits die bereits dargestellte Fallstudienarbeit nach Kaiser, aber auch drei weitere Arten von Fällen – den Fallausschnitt, die Fallgeschichte und das Fallbeispiel. Fallausschnitte stellen einen Teilausschnitt einer großen Fallstudie dar und repräsentieren reale Berufssituationen. Es wird also ein Teilaspekt einer Gesamtsituation aufgegriffen, der dann differenziert betrachtet und bearbeitet wird (Muster-Wäbs et al., 2017, S. 24). „Einzelne Handlungsschritte werden in Bezug auf eine komplette berufliche Handlung thematisiert, so kann Detailwissen erworben werden" (Muster-Wäbs et al., 2017, S. 25). Bei dem Begriff der Fallgeschichte orientieren sich die Autor:innen an Schratz und Thonhauser aus dem Jahre 1996. Schranz und Thonhauser definierten die Fallgeschichte wie folgt: „In Fallgeschichten geht es um Rekonstruktionen von vergangenen Ereignissen im Lichte von Theorien und zu bestimmten praktischen Zwecken“ (Schratz & Thonhauser, 1996, S. 8 zit. nach Muster-Wäbs et al., 2017, S. 25). Konkret bedeutet dies, dass auch hier eine starke Nähe zur Realität besteht, die umfangreich beschrieben wird und das analytische und hypothesengeleitete Vorgehen der Lernenden fördert (Muster-Wäbs et al., 2017, S. 25–26). Als letzte Fallart nennen die Autor:innen das Fallbeispiel – laut der Autor:innen die bekannteste und eine der ältesten Fallarten. Fallbeispiele zeichnen sich durch ihre Nähe zur Wirklichkeit und besondere Kürze aus. Sie umfassen meist lediglich drei bis fünf Sätze. Es sind eher „didaktische Aufhänger“ und „Alltagsbeispiele“ wie Muster-Wäbs, Ruppel und Schneider es nennen (Muster-Wäbs et al., 2017, S. 26). Der Nutzen liegt darin, im Unterricht einen Impuls oder einen Denkanstoß zu setzen (Muster-Wäbs et al., 2017, S. 26).

Nachdem Falltypen (offen und geschlossen Fälle) sowie Fallarten (Fallstudie, Fallausschnitt, Fallgeschichte und Fallbeispiel) skizziert worden sind, werden nun Fallsorten kurz dargestellt. Es werden in der vorliegenden Literaturquelle vier Fallsorten aufgezeigt: Informations-, Problem-, Lösungs- und Beurteilungsfälle. Informationsfälle sind dadurch gekennzeichnet, dass sie bereits vorliegende Informationen beinhalten, die dann von Lernenden analysiert, strukturiert und beurteilt werden müssen. Ziel sind eine Informationsanalyse und -beschaffung. Bei Problemfällen sind alle nötigen Informationen gegeben und die Hauptaufgabe bei der Bearbeitung besteht darin, die Probleme zu erörtern. In Lösungsfällen werden einerseits umfangreiche Informationen und Probleme dargestellt, aber auch bereits Lösungen beschrieben, die dann von den Lernenden beurteilt und wenn nötig ergänzt werden müssen. Die Beurteilungsfälle sind mit einer komplexen Handlung versehen, in der eine Informationsanalyse, Problembestimmung und auch eine Lösung aufgezeigt wird. Die Aufgabe der Lernenden ist es, eine qualitative Beurteilung der dargestellten Lösung abzugeben.

Der Autor dieser Arbeit möchte an dieser Stelle Folgendes konstatieren: Es fällt auf, dass nicht nur im semantischen Sinne eine starke Ähnlichkeit zwischen den Begriffen von Muster-Wäbs, Ruppel und Schneider und denen von Kaiser besteht, sondern auch im definitorischen. Der Informationsfall beispielsweise ähnelt stark der Case-Incident-Methode. Muster-Wäbs, Ruppel und Schneider schreiben, dass Lernende „weitere fehlende Informationen beschaffen“ müssen (Muster-Wäbs et al., 2017, S. 27) und bei Kaiser heißt es „Informationen müssen selbständig beschaffen werden“ (Kaiser, 1976, S. 55). Diese hier exemplarisch beschriebene Ähnlichkeit zwischen Muster-Wäbs et al. und Kaiser lässt sich in allen publizierten Fallvarianten oder eben Fallsorten darstellen. Und auch wenn

Muster-Wäbs et al. keinen direkten Verweis auf die Werke von Kaiser oder anderen Autor:innen geben, sind Beispiele wie diese ein Beleg für die zahlreichen synonym verwendeten Begriffe in der Arbeit mit Fällen.

5.5 Gütekriterien und konkrete Inhalte eines Falls

Der Fokus dieser Arbeit wird zunehmend geschärft und vertieft. In diesem Kapitel soll anhand von wissenschaftlichen Publikationen ergründet werden, welche Gütekriterien und Qualitätsmerkmale analysiert werden können, die für einen geeigneten Fall sprechen – dafür werden folgend drei Publikationen analysiert. Beachtung finden eine kanadische Publikation von Leenders et al., eine deutschsprachige Literaturquelle von Reetz sowie die bereits zitierten Monografien von Kaiser. Diese Güterkriterien werden dann in eine Checkliste überführt, sodass jeder Fall einer Qualitätskontrolle unterzogen werden kann. Ein weiterer Aspekt, der in diesem Abschnitt zu beleuchten ist, ist der der konkreten Inhalte eines Falls. Anhand einer wissenschaftlichen Publikation von Hundenborn und der von ihr beschrieben „konstitutiven Merkmalen einer Pflegesituation“ können spezifische Inhalte für einen Fall analysiert werden.

5.5.1 Anforderungen und Kriterien zur Fallkonstruktion

In seinem Werk „Entscheidungstraining“ von 1976 beschreibt Kaiser drei verschiedene Anforderungen an Fälle, die in Fallstudien zum Einsatz kommen und bei der Konstruktion von Fällen erfüllt sein sollten. Weiter veröffentlichte Lothar Reetz 1988 in der Zeitschrift „Wirtschaft & Erziehung“ einen Artikel, in dem er, wie Kaiser auch, Kriterien der Fallkonstruktion aufzeigt. Diese Kriterien sind einer empirischen Untersuchung von Reetz entsprungen, in der er Mängel bei der Fallgestaltung untersuchte. Insgesamt werden von Reetz vier Kriterien genannt, die bei der Konstruktion von Fällen zu beachten sind. Leenders, Mauffette-Leenders und Erskine haben eine Reihe von Publikationen an der “University of Western Ontario” veröffentlicht, in denen sie sich unter anderem mit der Konstruktion von Fällen beschäftigen. In der Publikation “Writing Cases” aus dem Jahre 2001 werden zwei große Herausforderungen bei der Konstruktion von Fällen genannt. Eine dieser zwei “major challenges” ist das Verfolgen von zentralen Zielen (*Objectives*). Um einen Fall hochwertig zu erstellen, müssen diese Ziele erreicht werden (Leenders et al., 2001, S. 13).

Ein guter, hochwertiger Fall sollte nach Kaiser der Wirklichkeit und beruflichen Realität entnommen sein. Dies können beispielsweise Konfliktsituationen oder auch Entscheidungen aus der Berufs- und Arbeitswelt sein (Kaiser, 1976, S. 140). Das ähnelt dem ersten Kriterium, welches von Reetz beschrieben wird. Reetz' erstes Kriterium bei der Fallkonstruktion lautet Situative Repräsentation. Dieses Kriterium gibt vor, dass ein Fall einen Ausschnitt der Wirklichkeit exemplarisch wiedergeben soll. Der Autor spricht von einer realen Situation, die plausibel und authentisch wiedergegeben werden muss (Reetz, 1988, S. 149). Eine hohe Situative Repräsentation wird durch eine exemplarische Repräsentation einer realen Handlungsabfolge gewährleistet (Reetz, 1988, S. 150). Leenders et al. nennen diesen Aspekt ebenfalls, wie auch Kaiser und Reetz, und sagen, dass sich ein qualitativ hochwertiger Fall durch eine Garantie (*Assurance*) in Bezug auf Originalität auszeichnet (Leenders et al., 2001, S. 13).

Als zweite Anforderung nennt Kaiser die Überschaubarkeit des Falls. Der Fall soll für die Lernenden so überschaubar sein, dass er von den Lernenden voll erfasst und in seiner Gänze genau analysiert werden kann. Sind der Fall und sein Fallmaterial zu umfangreich, sollte dieser eingeengt und begrenzt werden (Kaiser, 1976, S. 141). Dieses Kriterium von Kaiser wird von Reetz auf ähnlicher Weise beschrieben. Das Kriterium der sogenannte „Faßlichkeit" von Reetz ist ähnlich der „Überschaubarkeit" von Kaiser. Reetz nennt es auch die subjektive Adäquanz. Der Fall muss einerseits übersichtlich, aber anderseits auch anschaulich und „faßlich" sein (Reetz, 1988, S. 150). Eine Fasslichkeit wird durch das Vereinfachen der Inhalte und das Weglassen von Elementen erreicht (Reetz, 1988, S. 151). So kann dieses Kriterium zur Fallkonstruktion als eine „Reduktion durch Vereinfachung und konkrete Formulierung" zusammengefasst werden (Reetz, 1988, S. 151). Das Merkmal der Überschaubarkeit ist auch in dem Werk von Leenders et al. ein starkes Qualitätsmerkmal. Dort heißt es jedoch "quantity" (Leenders et al., 2001, S. 14). Um eine hohe Qualität innerhalb eines Falls zu erzielen, ist der Umfang des Falls stets begrenzt zu halten. Allzu ausschweifende Fälle verfehlen oft ihre Wirkung und führen nicht zur Kompetenzentwicklung (Leenders et al., 2001, S. 14).

Als drittes und letztes Kriterium beschreibt Kaiser, dass ein Fall immer mehrere Lösungsmöglichkeiten zulassen muss. Nur so kann eine positive Entwicklung der Kompetenz zur Entscheidungsfindung und zum eigenen Handeln erzielt werden (Kaiser, 1976, S. 141).

Reetz nennt weitere Kriterien des Fallkonstruktion: das Kriterium der Wissenschaftlichen Repräsentation. Der Fall muss Anschluss an die wissenschaftliche Systematik bieten und wissenschaftliche Theorien und Modelle beinhalten. Vor allem jedoch darf der Fall den wissenschaftlichen Erkenntnissen zu keiner Zeit widersprechen. Ein wissenschaftliche Repräsentation im Fall wird erlangt, wenn bei der Konstruktion des Falls konkrete wissenschaftliche Inhalte (Modelle, Theorien oder Scores) verwendet werden und der Fall selbst widerspruchsfrei ist (Reetz, 1988, S. 150). Der Aspekt der Widerspruchsfreiheit findet sich auch bei Leenders et al.. Lenders et al. nennen den Aspekt der "communication" (Leenders et al., 2001, S. 15). Die Kommunikation bezieht sich auf der einen Seite auf die Lehrperson mit dem jeweiligen Lehr-Lern-Prozess und auf der anderen Seite auf den Fall und die dazugehörigen Lernmaterialien (Leenders et al., 2001, S. 15). Diese beiden Seiten müssen widerspruchsfrei zueinanderstehen. Beim Unterrichten darf der/die Lehrende dem meist komplexen Fall nicht widersprechen und der Fall dem Lehr-Lern-Prozess nicht. Für die Klausur bedeutet dies, dass der Fall und die dazugehörigen Materialien nicht im Widerspruch zu den Aussagen des/der Lehrenden oder einzelner Aufgabenstellungen stehen darf. Widersprüche und Unsicherheiten in einer schriftlichen Abschlussprüfung sind zu vermeiden. Ein weiteres heikles Kommunikationsproblem zwischen den Lehrenden und den Lernenden bezüglich der Fallbearbeitung ist die Herausforderung, dass Lehrende und Lernende den Fall und die beinhalteten Aufgaben gleichermaßen verstehen müssen. "A thorny problem in supervisor-case writer communications is their mutual understanding of the task ahead and the specific case writing objectives involved" (Leenders et al., 2001, S. 16). Der Fall für die Klausur muss so geschrieben werden, dass Lehrende und Lernende ein und dieselbe (Fach-) Sprache widerspruchsfrei sprechen.

Als weiteres Kriterium nennt der Erziehungswissenschaftler und Wirtschaftspädagoge Reetz die Subjektive Bedeutsamkeit. Gemeint ist hier, eine Fallgestaltung anzubieten, die die Lernenden einlädt, sich mit den handelnden Personen zu identifizieren und auseinanderzusetzen. Es muss gelingen, den Fall so zu schreiben, dass er eine reale Situation aufzeigt, die für das zukünftige Handeln der Lernenden relevant ist – also eine Berufsbedeutsamkeit beinhaltet. Zusätzlich sollte der Fall eine Betroffenheit beim Lernenden auslösen (Reetz, 1988, S. 150). Diese von Reetz beschriebenen Kriterien stehen nach seinen Aussagen zwar interdependent, jedoch zugleich auch konkurrierend zueinander. Deshalb ordnet Reetz die vier Kriterien in einem Koordinatenkreuz an. Möchte man eines dieser vier Kriterien vollständig in einem Fall abbilden, wird dies stets zu Lasten einer der drei übrigen Kriterien erfolgen. Hier spricht Reetz selbst von einem Dilemma: „Da die Kriterien miteinander konkurrieren, ist die ideale Konstellation kaum erreichbar, die sich dann ergäbe, wenn den vier Kriterien jeweils die höchste Note zugesprochen werden würde.“ (Reetz, 1988, S. 151)

5.5.2 Analyse der Inhalte eines Falls

Im nächsten Schritt soll beantwortet werden, aus welchen konkreten Inhalten sich diese berufliche Realität zusammensetzt, die in einem konstruierten Fall abgebildet werden muss. Aus welchen Elementen bestehen unsere beruflichen Handlungssituationen in der Anästhesie? Was genau gilt es, in einem Fall an beruflicher Realität zu repräsentieren? Als wissenschaftlicher Ansatz werden hier die Konstitutiven Merkmale einer Pflegesituation von Hundenborn, Kreinbaum und Knigge-Demal angeführt. Diese Merkmale beziehen sich zwar auf eine Pflegesituation und der ATA-Beruf ist kein Pflegeberuf. Da jedoch das anästhesiologische Handlungsfeld aus Pflegesituationen besteht und die in den folgenden beschriebenen Merkmalen ebenfalls in der Anästhesie zu erkennen sind, wird dieser didaktische Ansatz verwendet. Die folgenden fünf Merkmale lauten: *Pflegeanlass, Erleben und Verarbeiten, Akteure, Interaktionsstruktur* und *Institution.* Der Pflegeanlass wird von Hundeborn, Kreienbaum und Knigge-Demal als der eigentliche Handlungsanlass und als relevante Einflussgröße des Handelns in einer Situation angesehen. Dieses Merkmal bezieht sich darauf, welche genauen Erfordernisse bestehen, die berufliches Pflegehandeln notwendig machen (Hundenborn, 2007, S. 45). Dies kann auch auf die Anästhesitechnischen Assistent:innen übertragen werden: Welcher Anlass besteht, dass eine ATA handeln muss? Dies können beispielsweise Pflege- oder medizinische Diagnosen oder auch Versorgungsprobleme sein (Darmann-Finck, 2023, S. 266). Zum zweiten Merkmal schreibt Hundenborn: „Neben der objektiven Perspektive auf die Pflegesituation ist stets auch die subjektive Perspektive von entscheidender Bedeutung“ (Hundenborn, 2007, S. 46). Gemeint ist hier das Merkmal des Erlebens und Verarbeitens. Pflegende benötigen eine hermeneutische Kompetenz, um innerhalb einer Pflege- und Handlungssituation die Krankheits- und Krisenbewältigung der Menschen zu erfassen. Konkret bedeutet dies, dass in einem Fall beispielsweise Gefühle und Emotionen in unterschiedlichen Kontexten eingesetzt werden (Hundenborn, 2007, S. 47). Vor allem in solchen existentiellen Situationen, wie sie nahezu täglich in der Anästhesie vorkommen, spielt dieses Merkmal eine große Rolle. Das dritte Merkmal beschreibt, wie ein Fall und eine Pflegesituation auch von zahlreichen Akteur:innen beeinflusst und gedeutet werden kann. Es sind die verschiedenen Akteur:innen, die mit ihren persönlichen Charakteristika sowie Beziehungen untereinander Einfluss auf die Situation bzw. auf den Fall haben (Darmann-Finck, 2023, S. 266). Außerdem ist ihre individuelle Expertise für den Fall entscheidend (Darmann-Finck, 2023, S. 266). In der Anästhesie kommen tagtäglich Personen unterschiedlicher Qualifikation und Profession zusammen, um gemeinsam Narkose- und Operationsverfahren am zu pflegenden Menschen zu leisten. Dabei haben sie stets das Wohlbefinden und die Genesung dieser Personen im Blick. Diese Situationen sind in einem sozio-technologischen Hochrisikobereich wie der Anästhesie komplex und stellen hohe Ansprüche an jede/n Akteur:in. Bei den Interaktionsstrukturen, dem vierten Merkmal, spielen unterschiedliche Interaktionen zwischen Berufsgruppen, Bezugspersonen und Patient:innen eine Rolle. Als Interaktion beschreibt Hundenborn zum Beispiel die Einbindung von Pflegepersonen in die eigene Berufsgruppe und die Zusammenarbeit innerhalb der Berufsgruppe. Interaktion ist aber auch die Einbindung von pflegebedürftigen Menschen innerhalb eines komplexen Bezugssystems aus Angehörigen, Freund:innen und Nachbar:innen. Je mehr Akteur:innen innerhalb der Interaktionsstruktur auftauchen und agieren, desto mehr „Perspektiven, Situationsdeutungen, Handlungslogiken und Erwartungen sind wechselseitig aufeinander zu beziehen, und gemeinsame Handlungspläne auszuhandeln“ (Hundenborn, 2007, S. 47). Dieses Merkmal ist ein zentraler Bestandteil der täglichen Arbeit von ATAs in der Anästhesie. Die Interaktionsstrukturen zwischen den Akteuren, vor allem in einer Krisen- und Notfallsituationen sind Gegenstand der Ausbildung und berufstypisch für die Anästhesie. Als fünftes und letztes Merkmal beschreibt Hundenborn die Institution oder den institutionellen Kontext. Mit den Zielen und der Prioritätensetzung stecken die Institutionen, hier das Akutkrankenhaus, einen Rahmen, in dem die ATAs handeln müssen. ATAs müssen zeigen, dass sie mit fördernden und hemmenden Einflüssen institutioneller Rahmenbedingungen auf ihr Handeln umgehen können (Hundenborn, 2007, S. 48).

5.6 Zweites Zwischenfazit

Zusammenfassend kann gesagt werden, dass sich die Arbeit mit Fällen laut Literaturreche gut zum Ergründen einer effektiven Entscheidungsfindung eignet (Flechsig, 1996, S. 65; Kosiol, 1957, S. 24; Leenders et al., 2001, S. 6; Staehle, 1974, S. 117). Da die zu Prüfenden genau diese Eigenschaft zeigen müssen, ist neben der Kompetenzorientierung auch eine Fallorientierung in der schriftlichen Abschlussprüfung gesetzt. Um die in der Pädagogik herrschenden Verständnisprobleme und oft synonym verwendeten Begrifflichkeit zu entgehen (Hundenborn, 2007, S. 35; Muster-Wäbs et al., 2017, S. 20), legt der Autor dieser Arbeit folgend eine Definition des Fallbegriffes fest.

Unter einem Fall wird in dieser Arbeit eine zeitlich und räumlich abgegrenzte berufliche Situation verstanden, die unmittelbar der Wirklichkeit entnommen ist und berufstypische Merkmale trägt (Flechsig, 1996, S. 64; Hundenborn, 2007,

S. 45; Kosiol, 1957, S. 23). Ein Fall ist es dann, wenn er neben der Realitätsbezogenheit auch überschaubar und prägnant gefasst ist (Kaiser, 1976, S. 140–141; Leenders et al., 2001, S. 13; Reetz, 1988, S. 150). Ein Prüfungsfall sollte offen formuliert sein (Muster-Wäbs et al., 2017, S. 21), sodass mehrere Lösungsmöglichkeiten vorhanden sind (Kaiser, 1983, S. 141; Muster-Wäbs et al., 2017, S. 21). Die Inhalte eines Falls sollten stets widerspruchsfrei sein und dem aktuellen Stand der (Bezugs-)Wissenschaft entsprechen (Leenders et al., 2001, S. 15; Reetz, 1988, S. 150). Fälle müssen für die Lernenden eine Bedeutsamkeit haben und sollten eine Art von Betroffenheit auslösen können (Reetz, 1988, S. 150).

Solche Fälle mit hohen Gütekriterien zu konstruieren und im Rahmen einer Fallstudienarbeit anzuwenden, ist ein hoher Zeitaufwand, der nach momentaner Studienlage in der beruflichen Bildung selten angewendet wird (Arndt & Pilz, 2020, S. 45). Mit diesem Zeitaufwand gehen auch erhöhte Ausbildungskosten einher. Das Erstellen von komplexen, großen Fallstudien ist auch deshalb kostspielig, da ein größerer personeller Aufwand betrieben werden muss – beispielsweise für die Recherchearbeiten (Leenders et al., 2001, S. 14).

Als grundlegende Struktur des Falls sollte die Case-Study-Methode gewählt werden, da hiermit sowohl eine kompetente Entscheidungsfindung als auch das kompetente Handeln in komplexen Situationen bestmöglich abgeprüft werden kann. Wie bereits dargestellt, sind es die Case-Study-Fälle, die berufliche Probleme darstellen können und auch eine Analyse dieser verlangen. In dieser Methode müssen berufliche Probleme erkannt und Lösungen eigenständig entwickelt werden (Dieterich & Reiber, 2014, S. 59; Hundenborn, 2007, S. 70; Kaiser, 1976, S. 54).

6 Vom Ordnungsmittel zur Klausur-Methodisches Vorgehen bei der Gestaltung von schriftlichen Abschlussprüfungen

Nachdem in den vorangegangenen Kapiteln der theoretische Rahmen erstellt wurde, gilt es nun, die schriftliche Abschlussprüfung in diesen Rahmen einzufassen und zu entwickeln. Die schriftliche Abschlussprüfung, die hier erstellt wird, ist die erste von insgesamt drei Aufsichtsarbeiten und prüft den ersten Kompetenzschwerpunkt ab. Dies bedeutet, dass es sich um die eigenverantwortlichen Aufgaben einer ATA handelt. Zu Beginn der Konzeption wurden Überlegungen angestellt, wie genau die zahlreichen Aspekte, die für die Entwicklung eines Falls wichtig sind, dargestellt werden könnten. Die Entscheidung fiel auf eine Checkliste, um den Prüfungsfall auf seine Qualität hin zu überprüfen. Diese Checkliste entwickelte sich sukzessive zu einer seitenlangen Matrix, in der nach und nach alle zentralen Bestände und Methoden des theoretischen Rahmens eingearbeitet wurden. Diese Matrix ist in sich anschließenden Kapitel veröffentlicht. Die nun folgenden Teilkapitel beziehen sich auf diese Matrix, die vom Autor dieser Arbeit entwickelt wurde und welche den theoretischen Rahmen widerspiegelt. Es ist ein Instrument, um den theoretischen Rahmen in eine schriftliche Klausur umzusetzen.

Ergänzende Information Die elektronische Version dieses Kapitels enthält Zusatzmaterial, auf das über folgenden Link zugegriffen werden kann https://doi.org/10.1007/978-3-658-50433-5_6.

S. Uphoff, *Die kompetenz- und fallorientierte ATA-Abschlussprüfung*, BestMasters, https://doi.org/10.1007/978-3-658-50433-5_6

6.1 Relationierung von Kompetenz, Prüfungsinhalte und Merkmale eines Prüfungsfalls

In der Prüfungsmatrix wird im ersten Teil analysiert, welche möglichen Prüfungsinhalte hinter den einzelnen Kompetenzen der Ausbildungs- und Prüfungsverordnung verborgen sind. Dieses Vorgehen ist den zuvor beschriebenen Best-Practice-Beispielen entnommen. Es handelt sich im weiteren Sinne um eine fachdidaktische Analyse und eine Heuristik. In der Heuristik kann erkannt werden, dass der Autor dieser Arbeit in kurzen Begriffen das Wesen der einzelnen Kompetenzen dargestellt hat. So beschäftigt sich die Kompetenz KS1a mit der Patient:innensicherheit und die Kompetenz KS1b mit der Unterstützung und Überwachung von Patient:innen aller Altersstufen und deren Prophylaxen. Diese sprachliche, begriffliche Verkürzung dient der besseren Lesbarkeit. Unterhalb der Kompetenz werden konkrete Inhalte aufgeführt, die in einer Beziehung zur Kompetenz stehen. Diese Inhalte wurden den Rahmenlehrplänen ATA OTA NRW entnommen. Die Kompetenz wird an dieser Stelle der Matrix mit immanenten Inhalten in Beziehung gebracht (Walter et al., 2022, S. 16). Deshalb lautet der erste Schritt in der Konzeption von schriftlichen Abschlussprüfungen: Relationierung. Lehrende aus den unterschiedlichen ATA-Schulen können diese Matrix nutzen, um die Inhalte, anstatt aus den Rahmenplänen, aus ihrem eigenen schulinternen Curriculum heraus zu analysieren. In dieser Masterarbeit werden zugunsten der besseren Transparenz die Inhalte genutzt, die vom Rahmenlehrplan vorgegeben werden und öffentlich sind. Ein Blick auf die Matrix zeigt, dass beispielsweise die Kompetenz KS1a „Patientensicherheit" in Beziehung zum Thema „Aktionsbündnisses Patientensicherheit" und die Kompetenz 1b zum Thema der Berücksichtigung von „alterstypischen Bedarfen der Patient:innen" steht (Ministerium für Arbeit, Gesundheit und Soziales des Landes Nordrhein-Westfalen, 2023, S. 63). Die Prüfungsmatrix leistet in diesem ersten Schritt noch mehr. Sie setzt die Kompetenzen und deren Inhalte mit den Situationsmerkmalen einer Pflegesituation in Beziehung. Dies ist nötig, da im theoretischen Rahmen beschrieben worden ist, dass diese Merkmale für die Entwicklung eines Prüfungsfall essenziell sind. Dem Autor dieser Arbeit gingen die konstitutiven Elemente einer Pflegesituation jedoch nicht weit genug, daher werden, wie in den Rahmenlehrplänen der Fachkommission in den Pflegeberufen auch, die Situationsmerkmale angewendet. Lehrende, die in den Pflegeberufen unterrichten, haben somit einen Vorteil den Lehrenden der ATA- Ausbildung gegenüber. Lehrende der Pflegeberufe können zur Entwicklung von Fällen die Situationsmerkmale ihren Rahmenplänen entnehmen. Diesen Vorzug haben Lehrende in der ATA-Ausbildung nicht. Dort und in den zugehörigen Ordnungsmittel, werden keinerlei Bezüge zur Situations- oder Fallorientierung angeboten. Der Autor dieser Arbeit musste die Situationsmerkmale eigenständig analysieren, um damit einen qualitativ hochwertigen Fall zu konstruieren, und entschließt sich, die Situationsmerkmale aus den Kompetenzen der Ausbildungs- und Prüfungsverordnung herauszuanalysieren. So ist die Kompetenz KS1a, die Patient:innensicherheit, auch gleichzeitig ein Handlungsanlass für eine ATA. Die Patient:innensicherheit ist gleichsam das Erfordernis, das das berufliche Handeln einer ATA notwendig macht. Die Kompetenz KS1b mit ihrem Inhalt der Berücksichtigung von alterstypischen Bedarfen ist ein Handlungsmuster.

6.2 Prüfungsfall konstruieren und an Gütekriterien ausrichten

Im zweiten Schritt wird zunächst aus dieser langen Liste von konkreten Inhalten, die auf den Ordnungsmitteln basieren, nach Belieben ausgewählt. Am Ende der Auswahl sollte jedes Situationsmerkmal mindestens einmal vertreten sein. Diese Liste ist ein Pool an Möglichkeiten, aus dem sich zahlreiche Konstellationen hervorbringen und somit viele unterschiedliche Prüfungsfälle generieren und gestalten lassen. Auch in dieser Masterarbeit wurde darauf geachtet, bei der Auswahl der fünf Merkmale jede Kompetenz (KS1a-KS11) mindestens einmal auszuwählen. Dieses Vorgehen begründet sich in der Kompetenzorientierung, die vorsieht, dass jede Kompetenz abzuprüfen ist. Daher wurde im Fallbeispiel zu jeder Kompetenz ein passender inhaltlicher Aspekt eingearbeitet. Zur Visualisierung wurde dazu mit unterschiedlichen Farben gearbeitet, um die Merkmale im Prüfungsfall sichtbar zu machen.

An diesem Punkt der Konzeptionierung setzt sich der Prüfungsfall lediglich aus Situationsmerkmalen und einem starken Bezug zu allen verlangten Kompetenzen zusammen. Es fehlt noch das Einarbeiten oder Abprüfen der Gütekriterien. Der Fall wird in einen theoretischen Rahmen eingefasst. Alle wissenschaftlichen und empirischen Befunde aus diesem theoretischen Rahmen dieser Arbeit wurden in der Prüfungsmatrix erfasst. Betrachtet man den vom Autor dieser Arbeit erstellten Prüfungsfall lässt sich erkennen, dass dieser sich an der Case-Study-Methode orientiert. Mit 95 Zeilen ist der Fall bereits sehr umfassend und sollte nicht größer angelegt werden. Damit jedoch eine individuelle anästhesiologische Situation entsteht und der Aspekt des Analysierens und Erschließens dieser beruflichen Situation zum Tragen kommt, wird weiteres Infomaterial erstellt, um eine höhere Komplexität in den Fall zu integrieren (Igl, 2023, S. 286).

In der ersten Fassung der schriftlichen Abschlussprüfung bestand das weitere Infomaterial aus Screenshots und bearbeiteten Bildschirmaufnahmen. Zu sehen waren Abbildungen eines Monitors (Herz-Kreislauf-Monitoring), auf dem unterschiedliche Vitalparameter angezeigt werden. Im Verlauf des Falls veränderten sich die Vitalparameter vom stabilen zum instabilen Zustand der Patient:innen. Dies Veränderungen der Vitalparameter waren in der Klausur mit Abbildung eins und Abbildung zwei dargestellt. Die Abbildungen waren in Form eines Screenshots der App *SimMon* entnommen. Diese App kommt im Rahmen von simulativen Lernen in der ATA- Ausbildung zur Anwendung Die gezeigten Parameter waren vom Autor eingestellt worden, sodass diese exakt auf den Prüfungsfall passen und den Fall ergänzen. Weiter waren Blutwerte aus einer Blutgasanalyse zu erkennen. Diese Werte zeigten den gravierend schlechten Gesundheitszustand einer Patientin im Prüfungsfall. Diese Blutgasanalyse wurde mit Hilfe des Bildbearbeitungsprogramms *Paint* angepasst. Die Blutgasanalyse waren in der Klausur mit der Abbildung drei illustriert. Die Blutwerte wurden so ausgewählt, dass sie im Fall einen dringenden Handlungsanlass unterstreichen. Darüber hinaus wurde das Bild eines Beatmungsgerätes gezeigt – ein medizin-technisches Gerät der Firma *Hamilton Medical*. Es handelt sich um eine Abbildung eines authentischen Beatmungsgerätes, wie es in vielen anästhesiologischen Abteilungen und Intensivstationen genutzt wird. Im Simulator *VenTrainer-Hamilton Medicals* wurden die Beatmungsparameter vom Autor eingestellt und anschließend per Screenshot ein Bild daraus erstellt. Der Monitor des Beatmungsgerätes war in der Klausur in der Abbildung vier demonstriert. Der letzte Aspekt des Falls ist die Abbildung, die einen OP-Plan zeigt. Solche Pläne sind in jeder anästhesiologischen Abteilung vorhanden. Sie sind Teil des Krankenhausinformationssystems und liegen als Software auf den Computern der Klinik vor. In diesen Plänen sind alle Patient:innen aufgelistet und einem Operationssaal zugeordnet. Erste Informationen über die zu versorgenden Menschen sind durch diese OP-Pläne erfahrbar.

Für diese Publikation hier wurden die oben beschriebenen Bilder entfernt und durch eigene Zeichnungen des Autors ersetzt. Dies war nötig, da es ansonsten zu Verletzungen des Urheberrechts kommt.

Der Prüfungsfall ist nicht nur an einer Stelle offengehalten. Offene Fälle sind meist am Ende des Falls offen konstruiert, sodass sich am Ende des Falls ein Handlungsanlass respektive eine offene Situation ergibt. Im Prüfungsfall wird dies an mehreren Stellen durchgeführt. Besonders gut lässt sich das in der Situation erkennen, in der sich der Gesundheitszustand von Herrn Müller beim Anlegen eines periduralen Katheters (Schmerzkatheter) verschlechtert. Die Akteurin Mia nimmt die Situation wahr, doch eine Handlung wird nicht beschrieben. An dieser Stelle fehlen die Handlungsmuster. Die Aufgabe der Lernenden soll es sein, hier Entscheidungen und Handlungen aufzuzeigen. Beim Lesen des Prüfungsfalls fällt auf, dass in mehreren solcher Situationen kleine Brüche in der Handlungsabfolge vorliegen. Dies ist vom Autor bewusst so gestaltet. Die schriftliche Abschlussprüfung wird an diesen Abbrüchen in der Handlung anknüpfen und die Lernenden zum Handeln auffordern. Die detaillierte Problemdarstellung und die Darstellung von Fehlern, ganz im Sinne der Case-Study-Methode, sind von diesen Abbrüchen nicht berührt. So ist eine offene Fallkonstruktion gelungen.

Die weiteren Gütekriterien des theoretischen Rahmens konnten ebenfalls in diesem Prüfungsfall abgebildet werden. Die berufliche Realität wurde darin umfassend abgebildet. Durch die realen Parameter und Abbildungen wurde ein breites Spektrum der Anästhesie in der Klausur abgebildet und gleichzeitig konnten mit dem OP-Plan und den Abbildungen eine Überschaubarkeit generiert werden. Auch ohne den Prüfungsfall weiter zu verschriftlichen, konnten mit den Abbildungen wichtige Informationen für die Entscheidungsfindung gegeben werden – Informationen, die ohne Lesen innerhalb weniger Augenblicke erkannt werden können. In allen Situationen gibt es unterschiedliche Lösungsmöglichkeiten. Die Situationen im Fall sind so offengehalten, dass ein breites Spektrum an Lösungen möglichen ist. Jedoch muss hier eine klare Einschränkung gegeben werden: Die Problemlösungen sind nur dann vertretbar und korrekt, wenn sie handlungsleitende Prinzipien wie hygienisches Handeln oder Wahrung der Patientensicherheit uneingeschränkt verfolgen.

Die Bedeutsamkeit des Falles ist bereits im Titel nachzuvollziehen: „Mia hat ihren ersten Bereitschaftsdienst“. Durch die eigene berufliche Erfahrung in der klinischen Praxis und die Lehrtätigkeit ist dem Autor bewusst, dass der erste

Bereitschaftsdienst eine besondere Herausforderung ist. Doch auch die unterschiedlichen Situationen, die Versorgung eines instabilen Kindes und die offene, akut bedrohliche Situation am Ende des Prüfungsfalls sollten so angelegt sein, dass sich die Lernenden mit einer solchen berufstypischen Situation identifizieren können.

6.3 Auswahl von Operatoren zur Gestaltung von Prüfungsaufgaben und Niveau

Der Weg führt nun zunehmend vom Ordnungsmittel weg, nimmt dabei jedoch zentrale Bestimmungen und Inhalte mit. Im fünften Schritt werden Operatoren ausgewählt, um damit die einzelnen Prüfungsaufgaben zu gestalten und ein passendes Niveau zu generieren. Es muss gelingen, Wissen, Fertigkeiten, Sozialkompetenz und Selbständigkeit auf einem bestimmten Niveau (DQR-Stufe 4) abzubilden. Dies gelingt dem Autor dieser Arbeit, indem er jeder Subkategorie des Kompetenzverständnisses des DQRs einen Operator zuordnet. Diese Operatoren stammen aus einer Publikation von Declan Kennedy, der sich wiederum auf die Veröffentlichung "Taxonomy of Educational Objectives: Handbook 1, the Cognitive Domain" von Bloom bezieht (Kennedy, 2008, S. 37–45). Kennedy, Doktor der Pädagogik, unterrichtete 20 Jahre lang am University College Cork in Irland. Es findet eine didaktische Verschränkung zwischen dem Kompetenzverständnis des DQR und der kognitiven Taxonomiestufen nach Bloom statt. Bloom beschreibt in seinem Werk unterschiedliche Niveaustufen in seiner kognitiven Domäne. Der Autor dieser Arbeit setzt drei Niveaustufen für die Abschlussprüfung fest. Die unterste Niveaustufe 1 ist das Abrufen von Wissen und das Verstehen. Fachwissen soll in der Klausur aufgelistet werden (Aufgabe 1 der schriftlichen Abschlussprüfung) oder es werden anatomische Grafiken, auf der Grundlage vertieften Fachwissens, mit Fachbegriffen versehen (Aufgabe 15 der schriftlichen Abschlussprüfung). Dass es sich um vertieftes Fachwissen handelt, zeigt beispielsweise die Aufgabe 11 in der Abschlussprüfung. Es wird nicht nur das Wissen über unterschiedliche Parameter erfragt, in die Breite, sondern auch die konkreten Ausprägungen dieses Parameters, in die Tiefe, erörtert.

Schwieriger werden die Aufgaben in der Niveaustufe 2, in denen Wissen auch wirklich angewendet werden soll. Diese Niveaustufe ist gekennzeichnet durch die Taxonomiestufe der Anwendung Blooms und den DQR-Kompetenzbereich

Fertigkeiten. Die Lernenden sollen in der Klausur zeigen, dass sie sich ihres Wissens bedienen und so berufliche Aufgaben bearbeiten und Probleme lösen können. Hierfür entwickeln die Lernenden beispielsweise mehrere Vermutungen über die Ursachen einer beschriebenen Problemstellung im Prüfungsfall – wie in Aufgabe 7. Die Lernenden stellen auf Basis von Fachwissen eine Vermutung über die Ursache des Problems auf. Exemplarisch für diese Niveaustufe und diesen Kompetenzbereich ist auch die Aufgabe 9. In dieser Aufgabe ist es erforderlich, mehrere Parameter und das klinische Bild einer Patientin zu analysieren und einen Zusammenhang herzustellen. Erst in der gemeinsamen Betrachtung mehrerer Parameter ist das enthaltene Problem erkennbar. Das singuläre Wissen reicht für diese Aufgabenbeschreibung nicht aus.

Die schwierigsten Aufgaben verbergen sich hinter der Niveaustufe 3, in der eingeständig angemessene Entscheidungen getroffen werden sollen. Hierfür sind Sozialkompetenz und Selbständigkeit (DQR) notwendig. Es gilt, abzubilden, dass die Lernenden die Arbeitsumgebung mitgestalten und eigenständig in beruflichen Situationen handeln können. Auch wenn die Begriffe der Selbst- und Eigenständigkeit im pädagogischen Kontext keineswegs synonym verwendet werden, kann hier doch eine nahe Verwandtschaft dieser Begriffe unterstellt und deshalb eine Verschränkung vorgenommen werden. Die personelle Kompetenz zur Mitgestaltung an Arbeitsprozessen wird in der Aufgabe 10 der schriftlichen Abschlussprüfung behandelt. Hier sollen die Lernenden ein individuelles Vorgehen entwickeln, wie sie mit Kolleg:innen interagieren möchten, um einen drohenden Informationsverlust bei Übergaben zu verhindern. Die Selbständigkeit, und somit die höchste Stufe der kognitiven Domäne, wird in den Aufgaben 14 und 17 ersichtlich. Die Aufgabe 14 ist deshalb so komplex, da zahlreiche Materialien und Parameter des Case-Study-Falls analysiert werden müssen. Die zentralen Probleme müssen erfasst und durch das Wissen einer Übergabestruktur neu organisiert werden. Der Operator ist hier die „Reorganisation". Die Aufgabe 17 stellt dann die eigentliche Handlungskompetenz einer ATA dar. In dieser Aufgabe soll bewiesen werden, in welchem Maße eine ATA auf Basis von tiefgehendem Fachwissen in einem komplexen Fall Probleme erkennen, bewerten und ganz klar aufzeigen kann, welche alternativen Handlungen im Team durchzuführen wären. Hier kommen Wissen, Fertigkeit, Sozialkompetenz und Selbständigkeit zusammen.

Nicht jede Aufgabe beinhaltet eine definitive Fallorientierung. Es wurden auch Aufgaben konzipiert, die keinerlei Bezug zu den Situationen im Fall haben; dies sind meist Aufgaben der untersten Stufe. Außerdem gibt es Aufgaben, die lediglich an einen Fall angelehnt sind und daher nicht als fallorientiert beschrieben werden. Exemplarisch hierfür ist die Aufgabe 7 zu nennen. Fallorientierte Aufgaben sind komplett am Prüfungsfall ausgerichtet und können nur mit Hilfe des Falls selbst absolviert werden. Dies sind die Aufgaben mit der höchsten Komplexität.

6.4 Zuordnung: Aufgabenstellung und dessen Kompetenz- und Fallbezug

Der Abschluss dieser Matrix bildet wieder eine Art der Heuristik. Jede Aufgabe wird nun analysiert. Es findet eine Zuordnung statt, welcher Kompetenzbereich von welcher Aufgabe erzielt werden soll und welche Kompetenz der APrV angebahnt werden soll. Ziel ist es hier, eine reine Wissensabfrage zu vermeiden. Damit das Kompetenzverständnis des theoretischen Rahmens auch umgesetzt wird, muss jeder der DQR- Kompetenzbereiche auch abgebildet sein. Genauso verhält es sich mit der Fallorientierung. Es soll verhindert werden, dass die Aufgaben dem Bezug zum Fall nicht ausreichend gerecht werden.

Es sind insgesamt 20 Aufgaben konzipiert worden und die Lernenden können maximal 100 Punkte erreichen. Die Punkte, die für die jeweilige Aufgabe erlangt werden können, orientieren sich an der geschätzten Bearbeitungszeit der Aufgabe. Dies hat den Vorteil, dass so auch das Niveau der Aufgabe berücksichtigt wird, denn die Bearbeitungszeit von komplexen Aufgaben höherer Niveaustufe ist länger als bei Aufgaben mit niedriger Niveaustufe. Die gesamte Abschlussprüfung ist so konzipiert, dass mit allen Aufgaben der niedrigsten Stufe 50 % der Punkte erlangt werden können und dies zum Bestehen der Prüfung ausreicht.

Die meisten Aufgaben der Abschlussprüfung prüfen das Fachwissen der Lernenden, gefolgt von Aufgaben, die das selbständige Handeln in individuellen anästhesiologischen Situationen darstellen – ganz wie von Igl gefordert (Igl, 2023, S. 286).

Die Matrix ist in der Tabelle 6.1: Prüfungsmatrix (eigene Darstellung & Entwicklung) veröffentlicht.

Tabelle 6.1 Prüfungsmatrix. (Eigene Darstellung & Entwicklung)

1) **Heuristik: Relationierung von Kompetenz, Prüfungsinhalte und Merkmale eines Prüfungsfalls**	
Situations-merkmale	**Kompetenzschwerpunkte I:** Berufsbezogene Aufgaben im ambulanten und stationären Bereich **eigenverantwortlich** planen und strukturiert ausführen (Anlage 1 ATA-OTA-APrVo)
	Inhalte der berufsspezifischen Module der Rahmenpläne ATA OTA NRW Modul 1.1 bis Modul 1.6
Handlungsan-lass:	***Patient:innensicherheit (KS1a)*** Fachgerechtes Bewegen in der Sterilzone (Nr. 1.1) Aktionsbündnis Patientensicherheit (APS) Schnittstellenmanagement mit Fokus Patient:innenversorgung, Checkliste, Sign-In, Sign-Out, Team-Time-Out Zusammenarbeit und Verantwortungsbereiche in der anästhesiologischen Patient:innenversorgung (Nr. 1.3) ***Lebensbedrohliche Situationen (KS1c)*** Komplikationen und Narkosezwischenfälle erkennen und Maßnahmen einleiten (Nr. 1.1) Notfallmedikamente und Einsatzorte (Nr. 1.2) Umgang mit Komplikationen und Notfallmaßnahmen einleiten (Nr.1.4) ***Übergabe- und Übernahmegespräche (KS1l)*** Strukturierte Patient:innenübernahme und -übergabe Beobachtungskriterien kennen, individuell auswählen und reflektieren Dokumentation (Nr. 1.3)
Kontextbedin-gung:	***Versorgung in Aufwacheinheiten (KS1c)*** Funktionsfähigkeit der Aufwacheinheit gewährleisten Einschätzung des Zustandes der Patient:innen aller Altersstufen Routineüberwachung fachgerecht durchführen Dokumentationssysteme fachgerecht nutzen Koordination der Patient:innenverlegung (Nr. 1.4) ***Assistieren geplant und strukturiert in den verschiedenen operativen und diagnostischen Bereichen (KS1f)*** Anatomie und Physiologie Anästhesie und Assistenz in der Viszeralchirurgie, Unfallchirurgie, Orthopädie, Gynäkologie, Urologie, ambulanter Kontext, Thorax- und Neurochirurgie, HNO, MKG, Augenchirurgie, Gefäßchirurgie sowie Anästhesie bei Kindern (Nr. 1.5) ***Exposition durch Strahlung und elektromagnetische Felder (KS1g)*** Anforderungen an den Strahlenschutz beachten (Nr. 1.1) ***Rechtliche Vorgaben im Umgang mit Medizinprodukten, technische Geräte und Medikamenten (KS1j)*** Einordnung in Medikamentengruppen Ressourcenschonende Vorbereitung von Medikamenten inkl. Zubehör Medizinprodukterecht Arzneimittelgesetz und Betäubungsmittelgesetz (Nr. 1.2) ***Wwirken in speziellen Arbeitsablauforganisationen in Ambulanzen, Notfallaufnahmen und weiteren Funktionsbereichen mit (KS1k)*** Aufbau, Aufgabenbereiche und Handlungsabläufe der unterschiedlichen Versorgungsbereiche Notaufnahme, Endoskopie Interventionseinheit (Nr. 1.6)

(Fortsetzung)

Tabelle 6.1 (Fortsetzung)

Ausgewählte Akteure:	***Patienten aller Altersstufen (KS1b, KS1c)*** Neugeborene, Säuglinge und Kinder Patient:innen mit Stoffwechselstörungen, mit Gefäß- und Herzerkrankungen, mit demenzieller Erkrankung, mit Angststörungen, mit Suizidgefährdung, mit kognitiven Einschränkungen (Nr. 1.3, Nr. 1.5)
Erleben, Deuten und Verarbeiten:	***Verantwortung für den eigenen Aufgabenbereich (KS1a)*** ***Erkennen technische Probleme und leiten notwendige Maßnahmen zum Patient:innen- und Eigenschutz ein (KS1i)***
Handlungsmuster:	***Unterstützen & überwachen fachgerecht Patient:innen aller Altersstufen (KS1b)*** Alterstypische Bedarfe und Anpassen der anästhesiologischen Maßnahmen Ergebnisse der präoperativen Visite und deren Auswirkung auf die anästhesiologischen Maßnahmen Patient:innenvorbereitung Patient:innenüberwachung Patient:innenlagerung und entsprechende Prophylaxen Flüssigkeits- und Transfusionsmanagement Infektionsprophylaxe Wärmemanagement (Nr. 1.3) ***Berücksichtigung ihrer individuellen physischen, kognitiven und psychischen Situation und führen fachgerecht Prophylaxen durch (KS1b)*** Umgang mit speziellen Patient/-innengruppen (Nr. 1.4) ***Kennen Medikamente, anästhesiologische Verfahren und Maßnahmen (KS1d)*** Narkotika und ihre Anwendung in anästhesiologischen Verfahren Umgang mit Arzneimitteln Weitere relevante Medikamente (Nr. 1.2) ***bereiten eigenständig geplant und strukturiert anästhesiologische Maßnahmen vor (KS1e)*** Planung, Vorbereitung und Nachbereitung unterschiedlicher Narkoseverfahren fachgerecht durchführen Komponenten der Anästhesie Patient:innenwechsel im Zusammenhang aller Arbeitsabläufe und Patient:innensicherheit durchführen (Nr. 1.1) ***Arbeiten mit Standards und Checklisten (KS1e)*** Standards, Checklisten für Prozessabläufe nutzen (Nr. 1.1) Fehlerquellen, Checklisten (Nr. 1.2) ***Assistieren geplant und strukturiert bei anästhesiologischen*** ***Verfahren und Maßnahmen (KS1f)*** Allgemeine Krankheitslehre und Mikrobiologie Anästhesieassistenz in verschiedenen operativen und diagnostischen Bereichen (Nr. 1.5) ***Reinigung und Aufrüstung des Arbeitsplatzes (KS1h)*** Reinigung und Aufrüstung des Arbeitsplatzes fachgerecht und ressourcenschonend durchführen (Nr. 1.1) ***Setzen spezielle medizinisch-technische Geräte effizient und sicher ein (KS1i)*** Raumlufttechnische Anlagen, Strom- und Gasversorgung Ausstattung Anästhesiearbeitsplatz, Reanimationseinheit Medizinprodukte Maßnahmen zum Eigen- und Patient:innenschutz (Nr. 1.2) ***Sachgerechter Umgang mit medizin-technischen Geräten und Medikamenten (KS1j)*** Technische Möglichkeiten beim Umgang mit Medizinprodukten in Bezug auf den Klimaschutz Grundlagen Arzneimittel und Medizinprodukte im Einsatzkontext (Nr. 1.2)

(Fortsetzung)

Tabelle 6.1 (Fortsetzung)

2) Prüfungsfall konstruieren – „Mia hat ihren ersten Bereitschaftsdienst":				
Handlungsanlasse Patient:innen-sicherheit (KS1a) Übergabe- und Übernahmegespräche (KS1l)	Kontextbedingungen Versorgung in Aufwacheinheiten (KS1c) Assistieren geplant und strukturiert in den verschiedenen operativen und diagnostischen Bereichen (KS1f) Exposition durch Strahlung und elektromagnetische Felder (KS1g) Wirken in speziellen Arbeitsablauforganisationen in Ambulanzen, Notfallaufnahmen und weiteren Funktionsbereichen mit (KS1k)	Erleben, Deuten und Verarbeiten Erkennen technische Probleme und leiten notwendige Maßnahmen zum Patient:innen- und Eigenschutz ein (KS1i)	Handlungsmuster Unterstützen & überwachen fachgerecht Patient:innen aller Altersstufen (KS1b) Kennen Medikamente, anästhesiologische Verfahren und Maßnahmen (KS1d) Arbeiten mit Standards und Checklisten (KS1e) Reinigung und Aufrüstung des Arbeitsplatzes (KS1h) Setzen spezielle medizinisch-technische Geräte effizient und sicher ein (KS1i) Sachgerechter Umgang mit medizin-technischen Geräten und Medikamenten (KS1j)	Ausgewählte Akteur:innen ATA Mia Kolleg:innen (Intraprofessionelles Team) Markus, Mediziner (Interprofessionelles Team)
Mia ist ATA und seit einem halben Jahr im Herz-Jesu Krankenhaus beruflich tätig. Heute beginnt sie ihren Bereitschaftsdienst (24-Stunden-Dienst) im Zentral-OP (ZOP) des Klinikums. Nachdem sie ihre Kolleg:innen begrüßt hat, beginnt sie mit einem Rundgang durch das Klinikum. Es ist ihre Aufgabe, die Narkosearbeitsplätz außerhalb des ZOPs zu kontrollieren und betriebsbereit zu halten. Mia betritt die Zentrale Notaufnahme und den örtlichen Schockraum. Hier stehen ein Narkosegerät, ein Narkosewegen mit Medikamenten und Materialien sowie ein Schrank mit Materialien. Mia schaltet das Narkosegerät herunter, wartet kurz, und schaltet dann das Gerät wieder an. Für die Überprüfung des Narkosegerätes startet Mia den Selbsttest des Gerätes. Als dieser Test erfolgreich abgeschlossen ist, weiß Mia, dass das Narkosegerät einsatzbereit und sicher ist. Nachdem alle Narkosearbeitsplätze überprüft sind, läuft Mia zurück in den ZOP. Sie beginnt mit der Pausenablösung ihrer Kolleg:innen. In der Visceralchirurgie soll in einer halben Stunde Herr Müller operiert werden. Er hat einen Tumor in der Leber (HCC) und benötigt nach der ersten neoadjuvanten Chemotherapie eine Hemihepatektomie. Auf dem OP-Plan bekommt Mia die ersten Informationen über Herrn Müller. Sie sieht die ASA-Klassifikation und die Informationen aus der Prämedikationsvisite. Als sie diese Informationen hat, beginnt Mia mit den Vorbereitungen der Narkoseeinleitung. Sie zieht die Medikamente auf und beschriftet diese. Um 10:30 Uhr wird Herr Müller von der Pflegefachfrau Carina Weiner an die OP-Schleuse gebracht. Mia bekommt einen Anruf und begibt sich daraufhin zur Patient:innenschleuse, um Herrn Müller einzuschleusen. Herr Müller wirkt ängstlich und sehr verunsichert. Mia überprüft anhand der Checkliste zum Sign-In alle Informationen und Dokumente. Herr Müller wird von Mia in den Einleitungsraum gebracht und dort an den Monitor angeschlossen. Bei allen Maßnahmen kommuniziert sie mit Herrn Müller. Als der Anästhesist eintritt, begrüßt dieser Mia freundlich. Sein Name ist Markus. Er ist seit vielen Jahren Anästhesist und Oberarzt. Auch Markus überprüft die Aufklärungen und Einverständniserklärungen. Dann beginnt die Narkoseeinleitung. Markus möchte, dass zu Beginn ein arterieller Zugang gelegt wird, um bei der anschließenden PDK-Anlage und der gesamten Narkose den Blutdruck besser beobachten zu können. Als dieser ohne Komplikationen eingelegt ist, sind folgende Parameter zu erkennen (s. Abbildung 1).				

(Fortsetzung)

Tabelle 6.1 (Fortsetzung)

Zu der Anlage des periduralen Katheters wird Herr Müller aufgesetzt. Hierbei unterstützt Mia den Patienten. Die Beine ruhen auf einem Hocker, der vor dem OP-Tisch steht. Mia unterstützt Herrn Müller dabei, die spezielle gekrümmte Position einzunehmen. Trotz aller Bemühungen ist die Anlage sehr schwierig. Markus muss mehrfach punktieren und Herr Müller bekommt Schmerzen. Plötzlich bemerkt Mia, dass Herr Müller blass wird und kleinperligen Schweiß auf der Stirn bekommt. Der Monitor zeigt folgende Parameter (s. Abbildung 2). Nachdem Herr Müller wieder auf dem OP-Tisch liegt, wird die Anlage des periduralen Schmerzkatheters in Seitenlage durchgeführt. Dies gelingt sofort und die Allgemeinanästhesie kann beginnen.
Markus beginnt mit der Präoxygenierung und stellt einen Sauerstofffluss (Flow) von sechs Litern mit einer Konzentration von 100 % ein (FiO2 1,0). Da Herr Müller die Maske nicht so dicht auf dem Gesicht ertragen kann, hält Markus diese nahe an das Gesicht von Herrn Müller. Markus nennt nach drei Minuten der Präoxygenierung die Medikamente und Dosierung, die Mia nun applizieren soll. Markus sagt: „Ich möchte gerne eine Rapid Sequence Induction durchführen. Bitte gib jetzt hintereinander 200mg Propofol, 30µg Sufentanil, 40mg Rocuonium und 8mg Dexametason." Mia blickt auf den Monitor und erkennt eine noch weiterhin hypotensive Kreislaufsituation.
Nachdem die Narkoseeinleitung geglückt ist, betritt Mias Kollegin die Einleitung. Gemeinsam desinfizieren sie die Einleitung nach dem Hygieneplan und rüsten die Einleitung neu auf. Sie bedankt sich für die Pausenablösung und Mia berichtet, was in der Zwischenzeit passiert ist. Dann läuft sie weiter in den nächsten Saal. Es ist 11:00 Uhr. Im Saal 2 geht gerade die Operation von Frau Kreide zu Ende. Beim Sturz in einer Einrichtung der Kurzzeitpflege zog sich die Frau eine komplizierte Oberschenkelhalsfraktur zu. Mia bekommt von ihrem Kollegen eine strukturierte Übergabe. Sie zieht eine passende Röntgenschürze an und betritt dann den Saal der Unfallchirurgie. Frau Kreide sieht blass aus. Der Anästhesist bittet Mia, bei Frau Kreide eine Blutgasanalyse abzunehmen. Mia sieht, dass Frau Kreide einen arteriellen Zugang bekommen hat. Sie nimmt eine Blutprobe ab und läuft zum Laborgerät, das sich im Stützpunkt der Anästhesie befindet. Folgende Werte kann Mia nach kurzer Zeit erkennen (s. Abbildung 3). Mia betrachtet die BGA und macht sich Gedanken über den Gesundheitszustand von Frau Kreide. Sie bringt dem Anästhesisten den Ausdruck der BGA-Analyse. In Anschluss bereitet sie für den nächsten Patienten im Saal 2 das regionalanästhesiologische Verfahren vor. Eine Famulantin, die heute in der Unfallchirurgie hospitiert, beobachtet Mia dabei. Die Famulantin fragt: „Wie wirken eigentlich diese Lokalanästhetika am Nerv?" Mia antwortet und macht eine kurze Zeichnung auf der Rückseite eines alten Zettels. Die Famulantin ist von Mias Ausführungen begeistert.
Als der Kollege des Saals gerade aus der Pause kommt und seine Übergabe erhält, klingelt plötzlich das Telefon von Mia. Im Saal 3 wird sofort ihre Hilfe bei der Versorgung eines Neugeborenen benötigt. Mia betritt den Einleitungsraum des Saals 3 (Gynäkologie), in dem der Narkosearbeitsplatz für Neugeborene steht und betrachtet das Kind. Noah Wemmel liegt in dicke, erwärmte Handtücher gewickelt unter dem Wärmestrahler. Seine Atmung ist flach und langsam. Der Puls, der mittels Pulsoxymetrie gemessen wird, zeigt 95 an. Noah bewegt sich nicht und an den Fingern ist eine leichte Zyanose zu erkennen. Mia schätzt die Situation des Kindes mittels Scores ein und reagiert sofort.
Zum Ende der Tagschicht unterstützt Mia noch ihre zwei Kolleg:innen im Aufwachraum des Zentral-OPs. Hier übernimmt sie die Betreuung von Herrn Müller. Herr Müller kann noch nicht auf die Intensivstation verlegt werden, da dort noch eine Triage erfolgen muss. Sobald dies erfolgt ist und der Bettplatz für Herrn Müller bereit ist, kann er vom Aufwachraum auf die Intensivstation verlegt werden. Mia übernimmt Herrn Müller intubiert und beatmet. Er bekommt hochdosiert Katecholamine und weiter viel Flüssigkeit. Seine Beatmungsmaschine zeigt folgende Werte an (s. Abbildung 4). Gemeinsam mit dem Anästhesisten versucht Mia, Herrn Müller zu stabilisieren. Als Mia dabei ist, alle relevanten Informationen nach dem SBAR-System zu ordnen, um eine Übergabe vorzubereiten, schrillt der Monitor. Mia stellt erschrocken fest, dass Herr Müllers Blutdruck sinkt.

(Fortsetzung)

Tabelle 6.1 (Fortsetzung)

3) Prüfungsfall an Gütekriterien ausrichten:					
Reflexions-punkt	**Teilaspekt**	**Reflexionsfrage**	**Ja/ Nein**		**Literatur**
Case-Study-Methode	Fallschilderung	Ist die Situation verständlich und umfassend dargestellt worden?	☐ Ja	☐ Nein	
	Informations-material	Ist für die Darstellung der Situation noch weiteres Informationsmaterial vorhanden? (Patient:innen-akte, Labordiagnostik, Anamnese, Monitoring oder Pflegeplan)	☐ Ja	☐ Nein	(Hundenborn, 2007, S. 70; Kaiser, 1976, S. 54).
	Problemdar-stellung	Sind berufstypische Schlüsselprobleme angesprochen? Gibt es potenzielle oder verdeckte Probleme zu analysieren?	☐ Ja	☐ Nein	
Offene Fallkon-struktion	Entwicklung von Lösungen	Ist der Fall zum Ende hin offengehalten, sodass Lernende zum eigenständigen Handeln aufgefordert sind?	☐ Ja	☐ Nein	(Muster-Wäbs et al., 2017, S. 21)
Inhalte nach konstitutiven Merkmale oder Situationsmerk-malen	Handlungsan-lass	Liegen Erfordernisse vor, die berufliches Handeln einer ATA notwendig machen? Welcher Aufforderungsgehalt liegt in der Situation?	☐ Ja	☐ Nein	In Anlehnung an die Rahmenauspläne der Fachkommission nach § 53 PflBG
	Deuten, Erleben und Verarbeiten	Ist neben der objektiven Perspektive die subjektive Sichtweise von Akteur:innen einbezogen? Sind Erfahrungen, Sichtweisen, Präferenzen der Akteur:innen beschrieben? Gibt es eine eindeutige oder unterschiedliche Situationsdeutung?	☐ Ja	☐ Nein	&
	Ausgewählte Akteur:innen	Sind unterschiedliche Akteur:innen im Fall einbezogen? Werden unterschiedliche Rollen angesprochen? (ATA, OTA, Mediziner:innen, Patient:innen aller Altersstufen oder Bezugspersonen)	☐ Ja	☐ Nein	(Darmann-Finck, 2023, S. 266; Hundenborn, 2007, S. 45–48).
	Kontextbedin-gungen	Wird die Zusammenarbeit (Interaktion) der Akteur:innen dargestellt? (institutioneller und gesellschaftlicher Kontext der Handlung) Wird die Beziehung zwischen ATA und den Patientent:innen beschrieben? Gibt es unterschiedliche Handlungslogiken?	☐ Ja	☐ Nein	
	Handlungs-muster	Welche Handlungen werden konkret situationsspezifisch durchgeführt?	☐Ja	☐ Nein	
Allgemeine Gütekriterien der Konstruktion	Realitätsbezo-gen	Ist der Fall der beruflichen Realität entnommen oder berufstypisch?	☐ Ja	☐ Nein	(Kaiser, 1976, S. 140) Reetz, 1988, S. 150 Leenders et al., 2001, S. 13)
	Überschaubar und Fasslich-keit	Ist der Fall prägnant geschildert und beinhaltet er ausschließlich Informationen, die auch relevant sind?	☐ Ja	☐ Nein	Kaiser, 1976, S. 141) Reetz, 1988, S. 150)
	Lösungsmög-lichkeiten	Gibt es mindestens zwei Lösungsmöglichkeiten, um das berufliche Problem zu lösen?	☐ Ja	☐ Nein	Kaiser, 1976, S. 141)
	Wissenschaft-lichkeit und Wi-derspruchsfrei-heit	Ist der Fall in sich stimmig und widerspricht er nicht anderweitigen Informationen aus der Aufgabenstellung? Orientieren sich die Informationen an dem aktuellen Stand der Bezugswissenschaften? (zum Beispiel Leitlinien)	☐ Ja	☐ Nein	Reetz, 1988, S. 150 Leenders et al., 2001, S. 15
	Bedeutsamkeit und Betroffen-heit	Ist der Fall so geschildert, dass sich die zu Prüfenden mit der Problemstellung und der Situation identifizieren können?	☐ Ja	☐ Nein	Reetz, 1988, S. 150

(Fortsetzung)

Tabelle 6.1 (Fortsetzung)

5) Auswahl von Operatoren zur Niveaustufe			
Kompetenzkategorien			
Fachkompetenz		Personale Kompetenz	
Kompetenzbereiche			
Wissen	Fertigkeit	Sozialkompetenz	Selbständigkeit
Subkategorien			
Tiefe Breite	Instrumentelle Fertigkeit Systemische Fertigkeit Beurteilungsfähigkeit	Team- und Führungsfähigkeit Mitgestaltung Kommunikation	Eigenständigkeit und Verantwortung Reflexivität Lernkompetenz
Niveaustufe 4			
Vertieftes, allgemeines Wissen oder fachtheoretisches Wissen Wissen, Fakten, Grundsätzen und Theorien	Beurteilung von Arbeitsergebnissen und -prozessen.	Fähigkeit, mit anderen Kolleg:innen zielorientiert zusammenzuarbeiten Die Arbeitsumgebung mitgestalten	Eigenständig und verantwortlich handeln Eigenständig angemessene Entscheidungen treffen Arbeitsziele setzen, sich reflektieren und Verantwortung zeigen
Kognitive Domäne – Operatoren nach Bloom (Kennedy, 2008, S. 37–45)			
Stufe 1 u. 2: Wissen und Verstehen	Stufe 3: Anwenden	Stufe 4–6: Analysieren, Synthetisieren und Evaluieren	
Auflisten, aufzählen, benennen, beschreiben, ordnen, skizzieren, auswählen, beschreiben, erklären, auflisten, bezeichnen, zeigen	Anwenden, auswählen, beurteilen, interpretieren, konstruieren, planen, entwickeln, interpretieren	Analysieren, beurteilen, verbinden, argumentieren, entwickeln, vorschlagen, kreieren, erzielen, begründen, rechtfertigen, reorganisieren	

(Fortsetzung)

Tabelle 6.1 (Fortsetzung)

6) Zuordnung: Aufgabenstellung und dessen Kompetenz- und Fallbezug:								
Aufg. Nr.	Kompetenzbereiche nach DQR				Kompetenzorientierung	Fallorientierung		Pkt.
	Wissen (Stufe 1 u. 2)	Fertigkeit (Stufe 3)	Sozialkompetenz (Stufe 4–6)	Selbständigkeit (Stufe 4–6)	Bezug zur Kompetenz Anlage 1 ATA-OTA-APrV	Fallunabhängig	Fallabhängig	
1	X				1e	X		4,5
2				X	1g	X		3
3	X			X	1h	X		2
4	X				1d	X		3
5	X				1i	X		5
6	X	X		X	1j		X	5
7		X			1a	X		4
8	X	X		X	1b		X	6
9		X		X	1b		X	6
10			X	X	1l	X		3
11	X				1c	X		7
12	X				1c	X		4
13				X	1c		X	4
14		X		X	1c		X	8
15	X				1f	X		4,5
16	X				1f	X		6
17	X	X	X	X	1f		X	8
18	X	X			1f	X		5
19	X				1k	X		4,5
20	X				1k	X		7,5
Gesamt:	14	7	2	9		14	6	100

6.5 Die Prüfungsmatrix als Entwicklungs- und Analyseinstrument

6.6 Die exemplarische schriftliche Abschlussprüfung

Der theoretische Rahmen und die Prüfungsmatrix bieten nun den Raum für die Erstellung einer exemplarischen Abschlussprüfung. So erfüllt diese Arbeit ihren im Titel bereits erkennbaren Anspruch.

Die erste Seite ist ein Deckblatt, welches die Lernenden über die Bearbeitungszeit und die Regeln, die während der Bearbeitung zu befolgen sind, informiert. In der Abschlussprüfung werden zu jedem Modul des Rahmenlehrplans mehrere Aufgaben gestellt. Die Strukturierung nach Modulen gewährleistet, dass die Aufgaben sich inhaltlich und thematisch ähneln. So soll den Lernenden die Bearbeitung der Prüfung leichter fallen, da thematische Sprünge ausbleiben. Diese Aufgaben in der Abschlussprüfung variieren in ihrem Prüfungsgegenstand und wie bereits beschrieben auch in ihrem Schwierigkeitsgrad respektive ihrer Niveaustufe. Der Schwierigkeitsgrad der Aufgabe entsteht in Anlehnung an Schneider und Hamar. Schneider und Hamar publizierten im Jahr 2021, dass eine Aufgabe nicht nur durch den Operator (Verb), sondern auch durch den Anspruch des Aufgabentypes und der Schwierigkeit des inhaltlichen Gegenstand an Komplexität gewinnen kann (Schneider & Hamar, 2021a, S. 37).

Jede Aufgabe beginnt mit einem kleinen Informationsfeld, in dem eine kurze inhaltliche Einführung gegeben wird. Im Fragefeld werden dann explizit die Frage sowie ein Arbeitsauftrag im Sinne des Operators gegeben. Hier sind auch die zu erwerbende Punkte aufgezeigt. Der Schluss der Aufgabe wird vom Antwortfeld gesetzt. Hier können eine Struktur, Abbildung oder einfacher Platzhalter eingefügt werden (Schneider & Hamar, 2021b, S. 10).

Alle Aufgaben spiegeln, da es sich um eine kompetenzorientierte Klausur handelt, sowohl eine Kompetenz des Ordnungsmittels wider als auch einen Kompetenzbereich des DQR ganz im Sinne eines messbaren Kompetenzverständnisses. So wird der theoretische Rahmen in Bezug auf die Kompetenzorientierung in der Klausur abgebildet. Ebenso wird aufgezeigt, welche Aufgabe einen direkten klaren Bezug zum Fall bietet. Die meisten Aufgaben sind lediglich an den Fall angelehnt. Ein echter Fallbezug ist es nur dann, wenn aus dem Fall heraus Informationen analysiert werden müssen.

7 Schlussbetrachtung und Ausblick

In diesem abschließenden Kapitel wird die Frage beantwortet, wie schriftliche Abschlussprüfungen in der Ausbildung der Anästhesietechnischen Assistenz abzubilden sind. Gleichzeitig wird ein Blick in die Zukunft geworfen, um zu zeigen, welche weiteren Bestände noch zu diesem Thema erarbeitet werden müssen.

Die Anästhesie hat sich in den letzten 180 Jahren immerzu weiterentwickelt. Auch die Ausbildungen in den Berufen des Gesundheitswesens streben unaufhaltsam nach Fortschritt. Vor allem der junge Beruf der Anästhesietechnischen Assistenz ist erst seit drei Jahren ein staatlich anerkannter Beruf und hat noch viel Entwicklungsbedarf. Doch Fortschritt gelingt immer nur dann, wenn Herausforderungen erkannt, angenommen und professionell bewältigt werden. Diese Arbeit versuchte, eine solche Herausforderung zu bewältigen. Die Arbeit nimmt die Herausforderung an, eine qualitativ hochwertige Abschlussprüfung für die ATA- Ausbildung zu entwickeln, sodass Kompetenzen, die zur Berufsausübung nötig sind, abgebildet und erkannt werden können.

Es gibt unterschiedliche Methoden und diagnostische Verfahren, um Kompetenzen in der beruflichen Bildung zu messen. In dieser Arbeit steht die Messmethode der Kompetenzmessung nicht zur Diskussion. Das methodische Mittel ist die schriftliche Klausur. Was jedoch zur Diskussion gebracht wird, ist die Frage, ob diese schriftliche Klausur eine Kompetenz vollständig abbilden kann? Inwiefern eine schriftliche Klausur als Abschlussprüfung „den Anforderungen an kompetenzorientiertes Prüfen entsprechen, hängt also maßgeblich von deren Ausgestaltung ab“ (Kaufhold & Wyland, 2024, S. 337). Der Autor dieser Arbeit kann konstatieren: Es ist gelungen, alle gesetzlich vorgeschriebenen

S. Uphoff, *Die kompetenz- und fallorientierte ATA-Abschlussprüfung*, BestMasters, https://doi.org/10.1007/978-3-658-50433-5_7

Kompetenzen für den Kompetenzschwerpunkt 1 in der schriftlichen Abschlussprüfung einzuarbeiten. Gleichzeitig bewegt sich die Abschlussprüfung in einem zuvor dargestellten Kompetenzverständnis. Die entwickelte Abschlussprüfung orientiert sich also inhaltlich, in den konkreten Fragestellungen, an unterschiedliche Kompetenzen, die in den Ordnungsmitteln vorgeschrieben sind. Die Klausurfragen zielen entweder darauf ab, Wissen oder eine Fertigkeit, Sozialkompetenz respektive die Selbständigkeit zu prüfen. Durch die Operationalisierung des Kompetenzbegriffes und der Verschränkung mit den kognitiven Domänen Blooms gelingt eine gezielte Diagnostik der Kompetenz. Kompetenzorientierung bestimmt in dieser Arbeit den Inhalt und das Ziel der Abschlussprüfung.

Weiter lässt sich festhalten, dass man mit dieser Form der Abschlussprüfung den Veränderungen und den steigenden Ansprüchen an die Berufe im Gesundheitswesen durchaus gerecht werden kann, so wie es Kaufhold und Wyland fordern (Kaufhold & Wyland, 2024, S. 320).

Wie die Kompetenzorientierung folgt auch die Fallorientierung in dieser Abschlussprüfung einem klaren Rahmen. Die Gütekriterien, die bestimmen, ob ein Fall den zahlreichen empirischen Befunden der Bildungswissenschaft entspricht, konnten in die Praxis umgesetzt werden. Die Lernenden bekommen an unterschiedlichen Stellen des Prüfungsfalls die Chance, Entscheidungen zu treffen. Was ist richtig, was ist falsch und was kann ich aus meiner beruflichen Handlungskompetenz heraus in dieser Situation respektive diesem Prüfungsfall unternehmen? Um diese Handlungskompetenz darzustellen, folgte der Autor dieser Arbeit den zahlreichen Empfehlungen des theoretischen Rahmens, eine Abschlussprüfung fallorientiert zu konzipieren. Das definierte Fallverständnis, welches dieser Arbeit zugrunde gelegt wurde, ist neben der Kompetenzorientierung ebenfalls in der Prüfungsmatrix dargestellt. Es handelt sich um eine Checkliste, die erstellt wurde, um die Befunde der Literaturreche in den Fall einarbeiten und überprüfen zu können.

Im Fokus dieser Arbeit stand die Entwicklung eines wissenschaftlichen Rahmens, in dem dann eine Abschlussprüfung konzipiert wird. Dies ist gelungen. Durch die Entwicklung der Prüfungsmatrix, in der sich die zentralen empirischen Wissensbestände und Rahmenbedingungen dieser Arbeit wiederfinden, ist eine hochwertige Abschlussprüfung für den Kompetenzschwerpunkt 1 entstanden. Es ist gelungen, trotz der Vielzahl an unterschiedlichen Kompetenz- und Fallbegriffen, eine klare und gradlinige Struktur zu entwickeln, die sich in die Klausur übertragen lässt. Die entwickelte Prüfungsmatrix zeichnet sich besonders durch zwei Aspekte aus. Sie ist einerseits eine Entwicklungsinstrument. Das bedeutet, dass sie die Lehrenden dabei unterstützt, eine kompetenz- und fallorientierte Abschlussprüfung zu entwickeln. Hilfreich sind hier die Makrostruktur und die Mikrostruktur. Durch die Heuristik assistiert sie auf der Mikroebene bei der Erkennung von Prüfungsinhalten. Auf der Makroebene erinnert sie die Lehrenden daran, wie bei den Best-Practice-Beispielen auch, welcher Schritt der Entwicklung als nächstes folgen sollte. Diese exemplarische Klausur ist eine von vielen möglichen Abschlussprüfungen, die aus genau dieser Matrix entwickelt werden können. Hier spielt eine ökonomische Komponente möglicherweise einen weiteren Vorteil aus. Anderseits ist die Prüfungsmatrix auch eine Form des Analyseinstrumentes. Haben Lehrende bereits einen Fall oder eine Klausur erstellt, können sie überprüfen, ob wirklich alle Kompetenzen in den Aufgaben abgebildet werden. Sie können, wie bei einer Checkliste, eruieren, in welchem Maße der Prüfungsfall den dargestellten Gütekriterien entspricht. Bei Bedarf können so blinde Flecken in der Kompetenz- und Fallorientierung aufgedeckt werden.

Trotz der gelungenen Umsetzung und positiven Einschätzung dürfen auch kritische Aspekte nicht unberücksichtigt bleiben – folgend sind hier zwei Aspekte zu nennen. Erstens kann diese Prüfungsmatrix nur praktische Anwendung finden, wenn die Anwender:innen sich auch mit dem Kompetenzverständnis des DQR, sowie dem Verständnis von Roth und Weinert identifizieren. Die konzipierte Abschlussprüfung bewegt sich stets auf der kognitionspsychologischen Ebene und betrachtet die Kompetenz als erlernbare kognitive Fähigkeit und Ergebnis von Wissen, Fertigkeit, Sozialkompetenz und Selbständigkeit. Damit wird dem, an zahlreichen Schulen und auch in den Pflegeberufen anerkanntem, dispositionalen Kompetenzverständnis nicht gefolgt, das besagt, eine Veranlagung im Menschen sei mit zu betrachtet. Als zweiter Kritikpunkt in dieser Arbeit lässt sich feststellen, das Themenfelder zu schmal abgehandelt wurden. Dies ist dem begrenzten Rahmen einer Masterarbeit geschuldet. Kompetenzorientierung und Fallorientierung machen in letzter Konsequenz keine gute Klausur. Sie stellen lediglich die Rahmenbedingungen klar. Diese Arbeit zielte auf die Konzeption einer Musterklausur für die staatliche schriftliche Abschlussprüfung ab. Der Weg von den gesetzlichen Bestimmungen bis zur Klausur lassen sich gut nachvollziehen. In einer weiteren Arbeit könnte sich der Autor dieser Arbeit mit unterschiedlichen Aufgabenstellungen und deren Anspruchsniveaus auseinandersetzen und diese dann mit in die hier entwickelte Musterprüfung einfließen lassen. Erst wenn unterschiedliche Aufgabentypen mit in den theoretischen Rahmen einbezogen werden, kann dies zu einer wahren Handreichung führen und die Lehrenden bis zur Prüfungsfrage und konkreten Klausur begleiten.

Für einen Ausblick lässt sich auch der Aspekt von Arndt und Pilz aufgreifen, die gezeigt haben, dass die Durchdringung der Fallstudienarbeit noch eher gering ausgeprägt ist (Arndt & Pilz, 2020, S. 45). Wenn solche Abschlussprüfungen, wie sie hier angeboten wird, in Zukunft durchgeführt werden, muss die Fallarbeit in der Ausbildung und den Lehr-Lern-Veranstaltungen dauerhaft angewendet werden. Besser noch: Das Arbeiten mit Fällen wird in den schulinternen Curricula mit aufgegriffen und als Makrostruktur über jedes Lehr-Lern-Arrangement gelegt. So erlangen Lehrende und Lernende mehr Erfahrung und Routine im Arbeiten mit Fällen.

Als Schlussbetrachtung möchte der Autor dieser Arbeit noch folgendes konstatieren: Sowohl bei den Recherchen als auch bei der Konzeptionierung der Abschlussprüfung ist neben Kompetenzmessung und einer Benotung die Sicht auf die Lernenden nicht beachtet worden. Was brauchen Lernende, um in einer Klausur ihre Leistung abzurufen? Auch das gehört zur Entwicklung einer guten Klausur dazu. Es ist zwar möglich, auf die zweite Nachkommastelle eine Note zu vergeben und so das Maß an beruflicher Handlungskompetenz zu „diagnostizieren". Doch inwieweit stellt dies die Gesamtheit des Wesens der Lernenden, ihre Freude und Hilfsbereitschaft im Beruf dar? Das Kaprizieren auf Noten und die Kompetenzmessung oder -diagnostik ist für die Abschlussprüfung wichtig, sollte jedoch nicht den Blick auf die Lernenden als Menschen im Schulalltag und bei weiteren Konzepten versperren.

Literaturverzeichnis

Arndt, P. & Pilz, M. (2020). Die Bedeutung von Fallstudien im Unterricht aus Sicht von Lehrkräften. *Kölner Zeitschrift für Wirtschaft und Pädagogik*, 35(68), S. 35–67.

Beck, G., Becke, K., Biermann, E., Deja, M., Hofer, H., Iber, T., Komar, H., Mertens, E., Prien, T., Schleppers, A., Sogatz, H., Strauß, J., van Aken, H. & Vescia, F. (2013). Mindestanforderung an den anästhesiologischen Arbeitsplatz. *Anästhesie und Intensivmedizin* (54), S. 39–42

Bonse-Rohmann, M. (2023). Kompetenzorientierte Prüfungsgestaltung in den Gesundheitsfachberufen. In I. Darmann-Finck & K.-H. Sahmel (Hrsg.). *Springer Reference Pflege – Therapie – Gesundheit. Pädagogik im Gesundheitswesen* (S. 459–477). Springer.

Brandt, L. & Krauskopf, K.-H. (1996). Eine Entdeckung in der Chirurgie. *Deutsches Ärzteblatt*, 93(45), S. A-2957-A-2958. https://www.aerzteblatt.de/archiv/3812/150-Jahre-Anaesthesie-Eine-Entdeckung-in-der-Chirur-gie#:~:text=Am%2016.%20Oktober%201846%20demonstrierte,die%20Geburtsstunde%20der%20modernen%20An%C3%A4sthesie

Bund-Länder-Koordinierungsstelle für den Deutschen Qualifikationsrahmen für lebenslanges Lernen. (2024). Liste der zugeordneten Qualifikationen: Aktualisierter Stand: 1. August 2024. https://www.dqr.de/dqr/shareddocs/downloads/media/content/2024_dqr_liste_zugeordnete_qualifik_01082024.pdf?__blob=publicationFile&v=2

Bund-Länder-Koordinierungsstelle für den Deutschen Qualifikationsrahmen für lebenslanges Lernen (Hrsg.). (01.08.2013). Handbuch zum Deutschen Qualifikationsrahmen: Struktur – Zuordnungen – Verfahren – Zuständigkeiten [DQR-Handbuch]. https://www.dqr.de/dqr/shareddocs/downloads/media/content/dqr_handbuch_01_08_2013.pdf?__blob=publicationFile&v=2.

Darmann-Finck, I. (2023). Die Interaktionistische Pflegedidaktik. In I. Darmann-Finck & K.-H. Sahmel (Hrsg.). *Pädagogik im Gesundheitswesen* (S. 261–279). Springer. https://doi.org/10.1007/978-3-662-66832-0

Dieterich, J. & Reiber, K. E. (2014). *Fallbasierte Unterrichtsgestaltung – Grundlagen und Konzepte: Didaktischer Leitfaden für Lehrende.* Kohlhammer.

S. Uphoff, *Die kompetenz- und fallorientierte ATA-Abschlussprüfung*, BestMasters, https://doi.org/10.1007/978-3-658-50433-5

Eckart, W. U. (2021). *Geschichte, Theorie und Ethik der Medizin* (9., überarbeitete und erweiterte Auflage). Springer.

Edelmann, D. & Trippelt, R. (2007). Kompetenzentwicklung in der beruflichen Bildung und Weiterbildung. In M. Prenzel, I. Gogolin & H.-H. Hrüger (Hrsg.). *Kompetenzdiagnostik Zeitschrift für Erziehungswissenschaft Sonderheft: Bd. 8.2007* (S. 126–146). VS Verlag für Sozialwissenschaften.

Erpenbeck, J., Rosenstiel, L. von, Grote, S. & Sauter, W. (Hrsg.). (2017). *Handbuch Kompetenzmessung: Erkennen, verstehen und bewerten von Kompetenzen in der Betrieblichen, pädagogischen und psychologischen Praxis* (3., überarbeitete und erweiterte Auflage). Schäffer-Poeschel Verlag.

Erskine, J. A., Leenders, M. R. & Mauffette-Leenders, L. A. (2003). *Teaching with cases* (3. Auflage.). Ivey Publ.

Euler, D. (2020). Kompetenzorientierung in der beruflichen Bildung. In R. Arnold, A. Lipsmeier & M. Rohs (Hrsg.). *Handbuch Berufsbildung.* (3., neu bearbeitete Auflage). (S. 205–217). Springer VS.

European Commission. (25.03.2024). *COMMISSION STAFF WORKING DOCUMENT EXECUTIVE SUMMARY OF THE EVALUATION of the Council Recommendation of 22 May 2017 on the European Qualifications Framework for lifelong learning.* https://ec.europa.eu/transparency/documents-register/detail?ref=SWD(2024)141&lang=en

Flechsig, K.-H. (1996). *Kleines Handbuch didaktischer Modelle.* Neuland.

Fliegenschmidt, J., Höchter, D. & Von Dossow, V. (2024). Strukturierte Patientenübergabe: das SBAR- Konzept. *Intensivmedizin up2date* (20), S. 189–201

Frey, A. & Jäger, R. S. (2009). Der entwicklungspädagogische Ansatz in der Lehrerbildung. *Lehrerbildung auf dem Prüfstein 2* (S. 346–360). https://doi.org/10.25656/01:15853

Hundenborn, G. (2007). *Fallorientierte Didaktik in der Pflege: Grundlagen und Beispiele für Ausbildung und Prüfung.* Elsevier Urban & Fischer.

Igl, G. (2023). *Anästhesietechnische- und Operationstechnische-Assistenten-Gesetz (ATA-OTA-G) Anästhesietechnische- und Operationstechnische-Assistenten-Ausbildungs- und -Prüfungsverordnung (ATA-OTA-APrV): Gesetzes- und Verordnungsbegründungen – Erläuterungen* (2., ergänzte Auflage). medhochzwei Verlag.

Institut für Bildungsanalyse Baden-Württemberg (Hrsg.). (Juli 2022). *Leitfaden zur Erstellung von Prüfungsaufgaben für die zentrale schriftliche Abschlussprüfung an Berufsfachschulen für Pflege: nach der Pflegeberufe-, Ausbildungs- und Prüfungsverordnung vom 2.10.2018.* https://sozialministerium.baden-wuerttemberg.de/fileadmin/redaktion/m-sm/intern/downloads/Downloads_Gesundheits-_Pflegeberufe/Leitfaden_schriftliche-Abschlusspruefung-Berufsfachschulen-Pflege.pdf

Kaiser, F.-J. (1976). *Entscheidungstraining: Die Methoden der Entscheidungsfindung; Fallstudie, Simulation, Planspie*l (2. Auflage). Klinkhardt.

Kaiser, F.-J. (Hrsg.). (1983). *Forschen und Lernen: Band 6. Die Fallstudie: Theorie und Praxis der Fallstudiendidaktik.* Verlag Julius Klinkhardt.

Kaufhold, M. & Wyland, U. (2024). Prüfen und Bewerten im Kontext kompetenzorientierter Lehr-/Lernprozesse in der Pflegeausbildung. In R. Brühe & W. von Gahlen-Hoops (Hrsg.). *Handbuch Pflegedidaktik I – Pflegedidaktisch handeln.* (S.319–344). UTB; transcript.

Kennedy, D. (2008). *Lernergebnisse (Lerarning Outcomes) in der Praxis. Ein Leitfaden.* DAAD.

Koppert, W., Eiß, M., Nitschmann, S., Rabenbauer, S. & Liehn, M. (Hrsg.). (2024). *ATA-Lehrbuch: Ausbildung zur Anästhesietechnischen Assistenz.* Springer.

Kosiol, E. (1957). *Die Behandlung praktischer Fälle im betriebswirtschaftlichen Hochschulunterricht (Case Method): Ein Berliner Versuch.* Duncker & Humblot.

Kühl, S. (2018). Die Trivialisierung der Studierenden. Lehren & Lernen. *Zeitschrift für Schule und Innovation in Baden-Württemberg,* 44(1), S. 31–34. https://pub.uni-bielefeld.de/download/2916940/2917504/K%C3%BChl%2C_Stefan%2C_2018%2C_Die_Trivialisierung_der_Studierenden%2C_in_Lehren_und_Lernen.pdf

Kultusminister Konferenz. (k. J.). *Bildungsstandards der Kultusministerkonferenz.* https://www.kmk.org/themen/qualitaetssicherung-in-schulen/bildungsstandards.html

Lauber, A. & Schmalstieg, P. (2018). *Pflegerische Interventionen.* (4. Auflage). Thieme.

Leenders, M. R., Mauffette-Leenders, L. A. & Erskine, J. A. (2001). *Writing cases* (4. Auflage). Ivey.

Loose, A. (2024). Berufliches Selbstverständnis von ATA und OTA. *Pflegezeitschrift,* 77(3), S. 23–25. https://doi.org/10.1007/s41906-024-2572-5

Mertens, D. (1974). Schlüsselqualifikationen. Thesen zur Schulung für eine moderne Gesellschaft. *Mitteilungen aus der Arbeitsmarkt- und Berufsforschung (MittAB),* (7), S. 36- 43). http://doku.iab.de/mittab/1974/1974_1_MittAB_Mertens.pdf

Ministerium für Arbeit, Gesundheit und Soziales des Landes Nordrhein-Westfalen (Hrsg.). (2023). *Rahmencurricula für den theoretischen und praktischen Unterricht Rahmenausbildungspläne für die praktische Ausbildung in der Anästhesietechnischen und in der Operationstechnischen Assistenz in Nordrhein-Westfalen.* https://www.dip.de/fileadmin/data/pdf/projekte_DIP-Institut/Rahmenpl%C3%A4ne_ATA_OTA_NRW.pdf

Muster-Wäbs, H., Ruppel, A. & Schneider, K. (2017). *Lernen fallbezogen und problemorientiert gestalten* (2., erweiterte Auflage). Prodos Verlag.

Pieper, I., Frei, P., Hauenschild, K. & Schmidt-Thieme, B. (Hrsg.). (2014). *Was der Fall ist: Beiträge zur Fallarbeit in Bildungsforschung, Lehramtsstudium, Beruf und Ausbildung.* Springer VS. https://doi.org/10.1007/978-3-531-19761-6

Piepho, T., Krieger, M., Byhahn, C., Cavus, E., Dörgers, V., Ilper, H., Kehl, F., Loop, K., Raymondos, K., Sujatta, S., Timmermann, A., Zwißler, B. & Noppens, R. (2023). *S1 Leitlinie Atemwegsmanagement 2023.*[AWMF- Leitlinie oo1–028] https://www.ai-online.info/archiv/2024/02-2024/s1-leitlinie-atemwegs-management-2023.html

Prien, T., Bürkle, H., Czaplik, M., Hölzl, M., Hönemann, C. Grensemann, J., Muders, T., Sattler, R., Schädler, D. & Krauß, D. (2019). Funktionsprüfung des Narkosegerätes zur Gewährleistung der Patientensicherheit. *Anästhesie und Intensivmedizin* (57), S. 559–565

Reetz, L. (1988). Fälle und Fallstudien im Wirtschaftslehre-Unterricht. *Wirtschaft & Erziehung,* 40(5), 148–156.

Reusser, K. (2014). Kompetenzorientierung als Leitbegriff der Didaktik. *Beiträge zur Lehrerinnen- und Lehrerbildung,* 32(3), S. 325–339). https://doi.org/10.25656/01:13873

Rolff, H.-G. (Hrsg.). (2015). *Pädagogik. Handbuch Unterrichtsentwicklung.* Beltz.

Roth, H. (1971). *Pädagogische Anthropologie: Band II- Entwicklung und Erziehung.* Hermann Schroedel.

Rüschoff, B. (2019). *Methoden der Kompetenzerfassung in der beruflichen Erstausbildung in Deutschland: Eine systematische Überblicksstudie.* Verlag Barbara Budrich. https://www.bibb.de/dienst/publikationen/de/10485

Schneider, K. & Hamar, C. (2021a). Kognitive Leistungen von Lernenden bei schriftlichen Lernerfolgskontrollen. *Unterricht Pflege*, 26(3), 36–37.

Schneider, K. & Hamar, C. (2021b). Kommentar zur schriftlichen Aufsichtsarbeit für den 3. Prüfungsbereich: „Menschen mit Demenz und ihre Bezugspersonen begleiten". *Unterricht Pflege*, 26(2), 10–18.

Schrems, B. (2022). *Fallarbeit in der Pflege: Grundlagen, Formen und Anwendungsbereiche* (4., überarbeitete Auflage). facultas.

Staehle, W. (1974). Zur Anwendung der Fallmethode in den Wirtschafts- und Sozialwissenschaften. In R. Pilz (Hrsg.). *Entscheidungsorientierte Unterrichtsgestaltung in der Wirtschaftslehre* (S. 116–120). Schöningh.

Striebel, H. (2019). *Die Anästhesie.* Stuttgart: Thieme

Velten, S. & Schratz, R. (2021). *Instrumente zur Kompetenzerfassung in der beruflichen Bildung im europäischen Ausland: Eine systematische Überblicksstudie.* Verlag Barbara Budrich. https://www.bibb.de/veroeffentlichungen/de/publication/show/16971

Viteles, M. S. (1922). *Job Specifications and Diagnostic Tests of Job Competency Designed for the Auditing Division of a Street Railway Company: A Psychological Study in Industrial Guidance.* https://pdfs.semanticscholar.org/d06d/99ef30b5dfb473a2d335a9b02ff011fc7f8f.pdf

Von Dossow, V. & Zweißler, B. (2023). Empfehlung der Deutschen Gesellschaft für Anästhesiologie und Intensivmedizin e. V.: Strukturierte Patientenübergabe in der perioperativen Phase – Das SBAR-Konzept. *Anästhesie und Intensivmedizin.* (64), S. 185–188

Vonken, M. (2011). Kritische Anmerkungen zum Kompetenzbegriff. In Bethschneider, M., Höhns, G. & Münchgausen, G. (Hrsg.). *Berichte zur beruflichen Bildung. Kompetenzorientierung in der beruflichen Bildung.* (S. 21–32). Bertelsmann.

Walter, A., Bohrer, A., Altmeppen, S., Junghahn, M.-L., Burba, S., & Westphal, A. (2022). *Kompetenzorientierte schriftliche Prüfungen gestalten: eine Handreichung für Lehrerinnen und Lehrer an Pflegeschulen.* BTU Cottbus – Senftenberg. https://doi.org/10.26127/BTUOpen-5655

Weinert, F. E. (2014). *Pädagogik. Leistungsmessungen in Schulen* (3. Auflage). Beltz Verlag.

Wiechmann, R. & Bandler, H.-J. (2016). Die Selbstunterwerfung unter ökonomisches Denken. *Pä-dagogische Korrespondenz* (53), S. 26–47. https://www.pedocs.de/volltexte/2019/16614/pdf/PaedKorr_2016_53_Wiechmann_Bandelt_Die_Selbstunterwerfung_unter_oekonomisches.pdf

Winther, E. (2010). *Kompetenzmessung in der beruflichen Bildung.* Bertelsmann.

Wittek, D., Rabe, T. & Ritter, M. (Hrsg.). (2021). *Kasuistik in Forschung und Lehre: Erziehungswissenschaftliche und fachdidaktische Ordnungsversuche.* Verlag Julius Klinkhardt. https://www.pedocs.de/volltexte/2021/21558/pdf/Wittek_Rabe_Ritter_2021_Kasuistik_in_Forschung.pdf

Zöller, M. (2022). Reformen in Ausbildungen der Gesundheitsfachberufe: Akademisierung – Modernisierung – Neue Berufe (Stand 2022). *Wissenschaftliche Diskussionspapiere / Bundesinstitut für Berufsbildung: Heft 240.* Bundesinstitut für Berufsbildung. https://www.bibb.de/dienst/veroeffentlichungen/de/publication/download/18085265545

FSC
www.fsc.org
MIX
Papier | Fördert
gute Waldnutzung
FSC® C083411

Kolibri 360 GmbH
Ferdinand-Jühlke-Straße 7
99095 Erfurt, Deutschland
produktsicherheit@kolibri360.de